Dr.山本流

ストレスチェック完全攻略！

山本晴義
横浜労災病院 勤労者メンタルヘルスセンター長

まえがき

医師・保健師等による心理的な負担の程度を把握するための検査（ストレスチェック）の実施を従業員五十人以上の企業に義務づける「ストレスチェック制度」が二〇一五年十二月、スタートしました。それにあわせて、この制度に関するガイドブックが数多く出版されました。どれもが非常に役立つものばかりで、勉強になります。

本書は、それらのガイドブックとは少し趣を異にしています。制度を一から勉強するために読む、というよりは、これを読むことでストレスチェック制度への理解をより深めてもらいたい、「面倒だ」と思っている人にはストレスチェック制度に少しでも「興味が持てた」と思ってもらいたい、という願いを込めて書きました。ガイドブックというよりは「読み物」として目を通していただきたいと思っています。

制度そのものを理解するには、厚生労働省が出している資料を読んでもらう必要があります。その際の「参考書」として本書を役立ててもらえると嬉しいです。厚労省が出している資料は、同省のメンタルヘルス・ポータルサイト「こころの耳」（kokoro.mhlw.go.jp）から簡単に見ることができます。「こころの耳」はストレスチェック制度を実施していく上で非常に役立つ内容が満載ですので、積極的に利用してほしいと思います（詳細については、この本でも折に触れて書いていくつもりです）。

私は全国で年間二百回を超える講演会を行っていますが、講演会の冒頭でよく言うセリフがあります。

「私の講演はメモやノートを取らないでください。メモを取らずに忘れてしまったとしても心配はありません。それはあなたにとって必要のない情報だっただけのこと。逆に、メモを取らずに話だけを聞いて、明日になっても記憶に残ることが一つでも二つでもあったとすれば、それがあなたにとって必要な情報だったということなのです」

この本も同じです。読み物として気軽に読み進めていただきたい。読み終わったときに記憶に残る情報があったとすれば、それがあなたにとって必要な情報なのです。その情報を、明日からのストレスチェック制度の実践に生かしていただければ幸いです。

もちろん、この本だけで完璧な知識が身につくわけではありません。先にも触れた厚労省のポータルサイト「こころの耳」とあわせて読むことで理解は深まるはずです。

この本は、主としてストレスチェック制度の実施者、産業医、ストレスチェックに関わる保健師、看護師、精神保健福祉士、衛生委員会のスタッフなどに読んでいただくことを想定していますが、それ以外のすべての労働者や経営者にも読んでほしいし、役立つ内容だと自負しています。この制度をつくった厚労省の方針、考えに沿った内容となっていますが、その大きな方針から逸脱しない範囲で、私なりの考えを加味したアドバイスも盛り込んでいます。原理原則を曲げることはしませんが、なるべくお役所言葉を使わず、現場目線で、誰が読んでも「そうだよな」と納得してもらえるような本にすることを心掛けました。

前半では、ストレスチェック制度の成り立ちや概要、そしてこの制度に関わる人に知っておいてほしい基礎知識などをまとめました。

後半では、厚労省のホームページに掲載されているストレスチェック制度に関するQ＆Aの中から、特に現場の皆さんが悩みそうな、あるいは解釈に迷うような質問をピックアップし、厚労省の回答とあわせて、私なりの考えを加えたアドバイスを掲載しています。といっても、読んでいただければわかる通り、厚労省の見解を否定するものではなく、「見方を変える」「考え方を変える」ことで、制度のわかりにくいところをわかりやすくしようという試みです。

加えて、私たちが十年の歳月をかけて開発した「メンタルろうさい」という、インターネットを用いた勤労者のためのメンタルサポートシステムについても、要所要所で繰り返し紹介しているので、これもぜひ活用してほしいと思っています。

ストレスチェック制度は、悪者を取り締まる制度ではありません。頑張っている人を見つけ出し、その疲労を和らげてあげるための制度です。「～しなければならない」と難しく考えるのではなく、「~すればいいんだ」と前向きに考えることで、実施者であるあなた自身のストレスも軽減するはずです。

ストレスチェック制度に関する本を読むのが初めてという人には、この制度に興味を持ってもらうこと、すでに関連書籍を読破している人には、少し肩の力を抜いてもらうことを目標に書きましたが、それでいて読み終わる頃には、ある程度の知識と自信がつくように構成しました。

この本が、事業場の職場環境改善とストレス軽減を目指す産業医はもちろん、ストレスチェック制度に関わるすべての皆さんのお役に立つことを願っています。

第6章「よくある質問」とDr.山本流アドバイス　135

第1章 ストレスチェック制度は大チャンス

自分も、家族も、会社も、日本も元気にしよう！

私の肩書は「横浜労災病院勤労者メンタルヘルスセンター長」です。旧労働省、現在の厚生労働省の管轄する政策病院の、メンタルヘルスを担当するセクションのリーダーです。メンタル面で悩みを持って病院を訪れる患者の診断と治療に当たるのが主たる仕事ですが、そのほかにも、この肩書ならではの役割を担っています。それは相談業務と講演活動です。

診療の合間を縫って全国を回り、働く人のメンタルヘルスについて講演を行っています。まえがきにも書きましたが、その数は年間二百回を超えます。すでに全国四十七都道府県を三巡し、現在四巡目に入っています。

私の講演のタイトルは、「自分も、家族も、会社も、日本も元気にする」というものです。十年前までは「自分も会社も元気にする」でしたが、その後「家族」が加わり、さらに「日本」も加わりました。

人が元気で働くためには、家族の支えが必要です。また反対に、人が元気で働くことは、家族を幸せにもします。

この本は、二〇一五年十二月にスタートした「ストレスチェック制度」についての解説を柱にしたものですが、この制度の元となる法律は「労働安全衛生法」です。ストレスチェックを企業単位で行っている国は世界中にいくつもあります。しかし、国が法律で個人のストレスチェックを事業者に義務づけるという例は過去になく、日本が「世界初の試み」として導入したものです。

国は労働安全衛生法に基づき労働災害防止計画を五年ごとに発表しています。その最新版にあたる二〇一三年度を初年度とする第12次労働災害防止計画では、「誰もが安心して健康に働くことができる社会を実現するために」をテーマに掲げ、「メンタルヘルス対策」としてストレスチェック制度の推進が盛り込まれました。そこでは、メンタルヘルス対策に取り組む事業場の割合を二〇一七年度までに「80％以上」とすることを目標に掲げています（**図表1、2**）。

労働安全衛生法は、労働者の安全と健康のために、事業者が最低限守らなければならない事項、および、実行することが望ましいと考えられる事項を規定したものです。

この法律により、事業者は衛生管理者、産業医等の選任、衛生委員会の設置等「安全衛生管理体制の整備」、また作業環境管理、作業管理、健康管理の、いわゆる「労働衛生の三管理」と「労働衛生教育」の実施が義務づけられています（**図表3**）。

法律の条文を読むと、この法律が「労働者」や「事業者」に目を向けたものであることがわかると思います。しかし私は、「労働者」の後ろにいる「家族」、「事業者」の後ろにいる「国」

図表1　第12次労働災害防止計画が目指す社会

「働くことで生命が脅かされたり、健康が損なわれるようなことは、本来あってはならない」

すべての関係者（国、労働災害防止団体、労働者を雇用する事業者、作業を行う労働者、仕事を発注する発注者、仕事によって生み出される製品やサービスを利用する消費者など）が、この意識を共有し、安全や健康のためのコストは必要不可欠であることを正しく理解し、それぞれが責任ある行動を取ることにより、「誰もが安心して健康に働くことができる社会」を目指します。

図表2　第12次労働災害防止計画でのメンタルヘルス対策

目標：メンタルヘルス対策に取り組んでいる事業場の割合を80%以上とする

（講じるべき施策）

●メンタルヘルス不調予防のための職場改善の取組
- 管理監督者と労働者への教育研修・情報提供の推進
- パワーハラスメント対策の推進
- ストレスのリスクを特定、評価するリスクアセスメントのような新たな手法の検討

●ストレスへの気づきと対応の促進
- ストレスチェック等の取組の推進
- 事業場内での相談体制の整備

●取組方策のわからない事業場への支援
- 特に取組が進んでいない小規模事業場に対する支援の強化

●職場復帰対策の促進
- 事業場規模に応じた職場復帰支援モデルプログラムの策定・提供
- メンタルヘルス不調者の職場復帰支援に取り組む事業者に対する支援措置の検討・充実

図表3　労働安全衛生法

労働者の安全と健康のために、事業者が最低限守らなければならない事項、および、実行することが望ましいと考えられる事項を規定

- 「安全衛生管理体制」の整備を義務化
（常時50人以上の労働者を使用する事業場で、産業医・衛生管理者の選任、衛生委員会の設置が義務づけられている）
- 「作業環境管理・作業管理・健康管理」を労働衛生の３管理と呼び、労働衛生管理の基本としている（「労働衛生教育」、「総括管理」を加え５管理）

（つまり「日本」）に目を向ける必要がある、と感じているのです。

国の制度で会社が元気になり、会社が元気になることで働く人が元気になる。そして、働く人が元気になることで、家で待っている家族が幸せになります。社会を構成する「自分」「家族」「会社」「日本」の、どれ一つをも犠牲にすることなく、皆で幸せになろう、という思いが、この制度には込められているのです。

なぜストレスチェック制度ができたのか

この本のテーマである「ストレスチェック制度」がスタートする最初のきっかけをつくったのは長妻昭衆議院議員です。二〇一〇年四月、当時鳩山由紀夫内閣で厚生労働大臣の職にあった長妻氏は、自殺者の多さと労災認定患者が増えている状況に危機感を抱き、抜本的な改革に着手する必要があると考えました。

全国に「病院」は約八五〇〇施設、「一般診療所」はおよそ一〇万施設あります。体の調子が悪くなっても、一部の離島などを除けば、よほどのことがない限り、自分で医療機関の戸を叩くことができる国に私たちは暮らしています。

しかも、日本では「健康診断」が実施されていて、労働者は半ば強制的に「早期発見」「早期治療」への流れに組み込まれています。なぜそんな制度があるのかといえば、労働安全衛生法という法律によって、「労働者の健康」と「安全で快適な職場」を守る義務が事業者にあることが明文化されているからです。

このように、「体の健康」については国が法律で救う姿勢を示してきたのに対して、「心の健康」に関しては半数以上の事業所で「ほぼ手つかず」の状態が続いています。といっても、事業所の規模別に見ると「三百人以上」の規模の事業所では九割がメンタルヘルスケアに取り組んでいますが、二〇一二年の労働者健康状況調査によると、全事業所ではその数字は47・2％にすぎません。すでに触れたように、国は二〇一七年までにこの数字を「80％」にまで引き上げることを目標としているので、その開きは非常に大きいと言わざるを得ないのです。

今も多くの事業所でメンタルヘルスケアの取り組みが進まない背景には、「心の健康」を診ていくためには、どうしてもプライベートな部分に触れざるを得ないという問題があります。これは非常にデリケートな問題なので、ここに手をつけるのは政治家としても勇気のいることだったのです。皆が気にしながらも、なかなか本腰を入れて取り組むことができないでいたというのが実情でした。

もちろん、国としてもまったく無視してきたわけではありません。いわゆる「電通事件」(※)などを背景に、厚労省として「心の問題」に取り組もうとする動きもありましたが、国が旗を振っても、今度は現場である事業者が反応しません。この分野への取り組みは、デリケートな問題を孕むため、国も事業者も「手を出しづらい」という点では意見が一致していたのです。

そのような状況の中で、長妻氏は大鉈を振るい、トップダウンで取り組むことを決断します。今回のストレスチェック「義務化」という強い姿勢の根底には、民主党政権時代の長妻氏の思いがあるのです。

もちろん、義務化に対しては様々な反論もありました。しかし、「病気の早期発見と早期対策」のために体の健康診断が義務化されているのに対し、「心の健康」への対応が大きく後れを取っていたのは事実であり、その対策が喫緊の課題であることに異論の余地はありませんでした。

自動車には車検があります。事故を起こさず、快適に走っている車でも、二年に一度、検査を受けることが法律で決められています。「法律で決まっていることだから仕方ない」と渋々検査を受けてみると、それまで問題なく走っていた車でも、タイヤの空気圧が適正でなかったり、オイルの漏れが見つかったり、何らかの異常が見つかるものです。快適に走っているように見えて、実際は「正常」ではないことのほうが多いのです。そして、その異常を事故が起きる前に見つけて修理するからこそ、次の二年間も継続して快適に走ることができるのです。

車ですら二年に一度の「車検」が義務化されているのに、人間に「人検」がなくていいはずがありません。私はこれを「人権問題」になぞらえて「人検問題」と呼んでいます。「体の検査（健康診断）」が義務化されているのに「心の検査」をしなくていいという理由はないのです。

制度の導入時にはいろいろと煩雑な手続きや準備が必要になるため、事業所や現場レベルで、さらには検査を行う医師の側にも、ストレスチェックに対して違和感を持つ人や、懐疑的な目で見る人もいると思います。しかし、「一億総ストレス時代」といわれる現代において、「心の問題」を放置することはできません。

今回のストレスチェック制度のスタートは、日本の企業が「心の問題」に積極的に向き合う姿勢を示すという意味で、日本の産業の歴史の中でもきわめて大きなターニングポイントになる出来事であることは確かです。歴史を紐解くと六十年も前から必要性が指摘され、そのたびに様々な逆風に遭って遅々として進まなかったメンタルヘルス改革における行政の「とどめの一撃」だと私は考えています。この制度が順調に運用され、数年後に事業者である企業にも、またその健康管理を任されている産業医にも、「ストレスチェック制度ができてよかった」と心から思ってもらえることを願っています。

※「電通事件」とは
一九九一年に起きた、大手広告代理店・電通に勤める当時二十四歳だった男性社員が、過労から来るうつによって自殺に至った事件。前年に入社したこの社員は、当初は仕事

に前向きに取り組んでいたものの、長時間労働が続くに従い「うつ症状」と思われる兆候を表すようになる。上司にも「自信がない」「眠れない」といった発言をするようになり、入社一年半で自ら命を絶ってしまった。遺族によって起こされた裁判は最高裁まで争われ、会社側が遺族に一億六千八百万円を支払うことで和解した。

長時間労働とうつ、そして自殺の因果関係が初めて司法によって明確に認められた事件（民事訴訟）として知られる。

労働者のストレスを巡る行政の動き

労働衛生分野を中心とした行政の流れをまとめたのが**図表4**です。

これを見てもわかる通り、近年の日本では「職場のメンタルヘルス」の重要性が叫ばれています。その理由として特に指摘されるのが、次の六点です。

①勤労者のストレス状況の悪化
②働き盛りの自殺者の急増
③精神疾患の労災請求の増加
④メンタルヘルスと生産性向上の関係の明確化
⑤生きがい、働きがいの大切さへの注目

図表4　労働衛生分野を中心とした行政の流れ

1947年	日本国憲法施行
1947年	労働基準法制定
1972年	労働安全衛生法の制定（労働基準法から独立）
1988年	健康保持増進措置（THP）を努力義務化
1996年	労働安全衛生法改正（検診結果を通知、事後措置の義務化）
1999年	心理的負荷による精神障害等に係る業務上外の判断指針
2000年	事業場における労働者の心の健康づくりのための指針
2003年	第10次労働災害防止計画でメンタルヘルス対策の強化
2004年	心の健康問題により休業した労働者の職場復帰支援の手引き
2005年	労働安全衛生法改正（長時間残業者に対する面接指導等）
2006年	労働者の心の健康の保持増進のための指針
2006年	自殺対策基本法の施行
2007年	自殺総合対策大綱策定
2008年	第11次労働災害防止計画
2010年	今後の職場における安全衛生対策について（労働政策審議会）
2011年	労働安全衛生法改正法案の国会提出（2012年：国会解散に伴い廃案）
2011年	心理的負荷による精神障害の認定基準
2013年	第12次労働災害防止計画
2014年	**労働安全衛生法改正（ストレスチェック制度）**
2015年	**ストレスチェック制度の施行**

⑥高齢社会を支える勤労者の重要性

特に②と③への対策は喫緊の課題です。**図表5**を見るとわかるように、精神障害等による労災認定件数も、その中に占める自殺の割合も、十五年前とは比較にならないほど増えているのが実情なのです。

日本では一九九八年から二〇一一年まで、実に十四年連続で自殺者の数が三万人を超えました（**図表6**）。横浜ＤｅＮＡベイスターズの本拠地である横浜スタジアムの観客定員が三万人ですから、球場を満員にした観衆より多い数の日本人が、毎年自ら命を絶っていたことになるのです。二〇一三年以降は二万人台で推移しており、二〇一五年は二万三千九百七十一人と十八年ぶりに二万五千人を下回る数字となりましたが、これとて手放しで喜べる数字ではないのです。そもそも、一九七八年以降の累計自殺者数は、百万人を超えているのですから。

もちろん自殺者数の減少自体はいいことだし、国家的な取り組みとしての自殺対策が功を奏したことは事実です。ストレスチェック制度もその一助となるであろうことに、私は大いに期待しているところです。

自殺者数の内訳を見ると、男性が七割を占め、五十歳代が最も多いという結果が出ています。また、自殺者全体の四割を「働く人」が占めており、自殺の理由は「経済・生活問題」「家庭問題」「勤務問題」の順となっています。職場における自殺予防対策の重要性がこうした点

図表5　精神障害等による労災認定件数

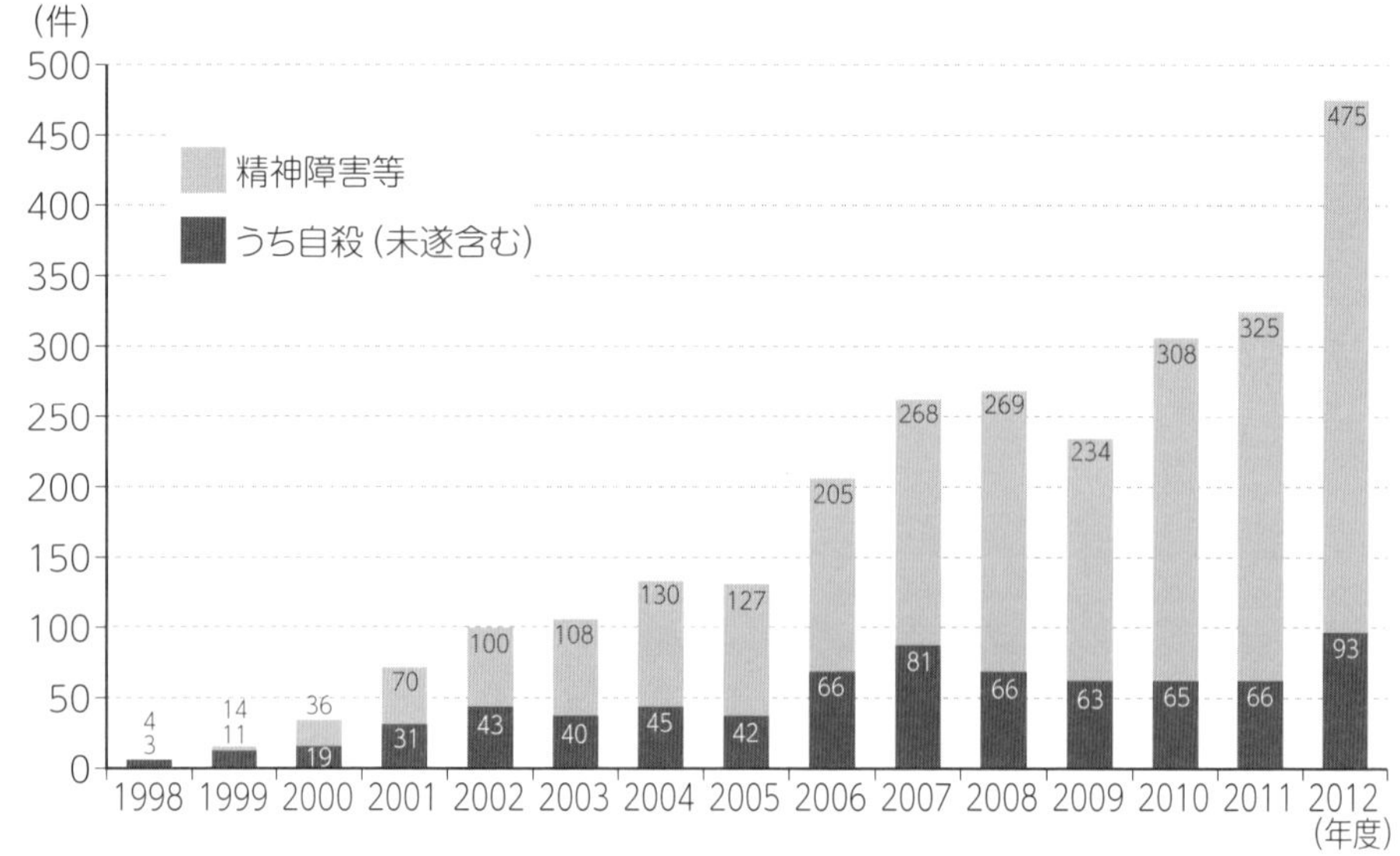

厚生労働省「脳・心臓疾患と精神障害の労災補償状況」(2012年度)

図表6　年次別自殺者数

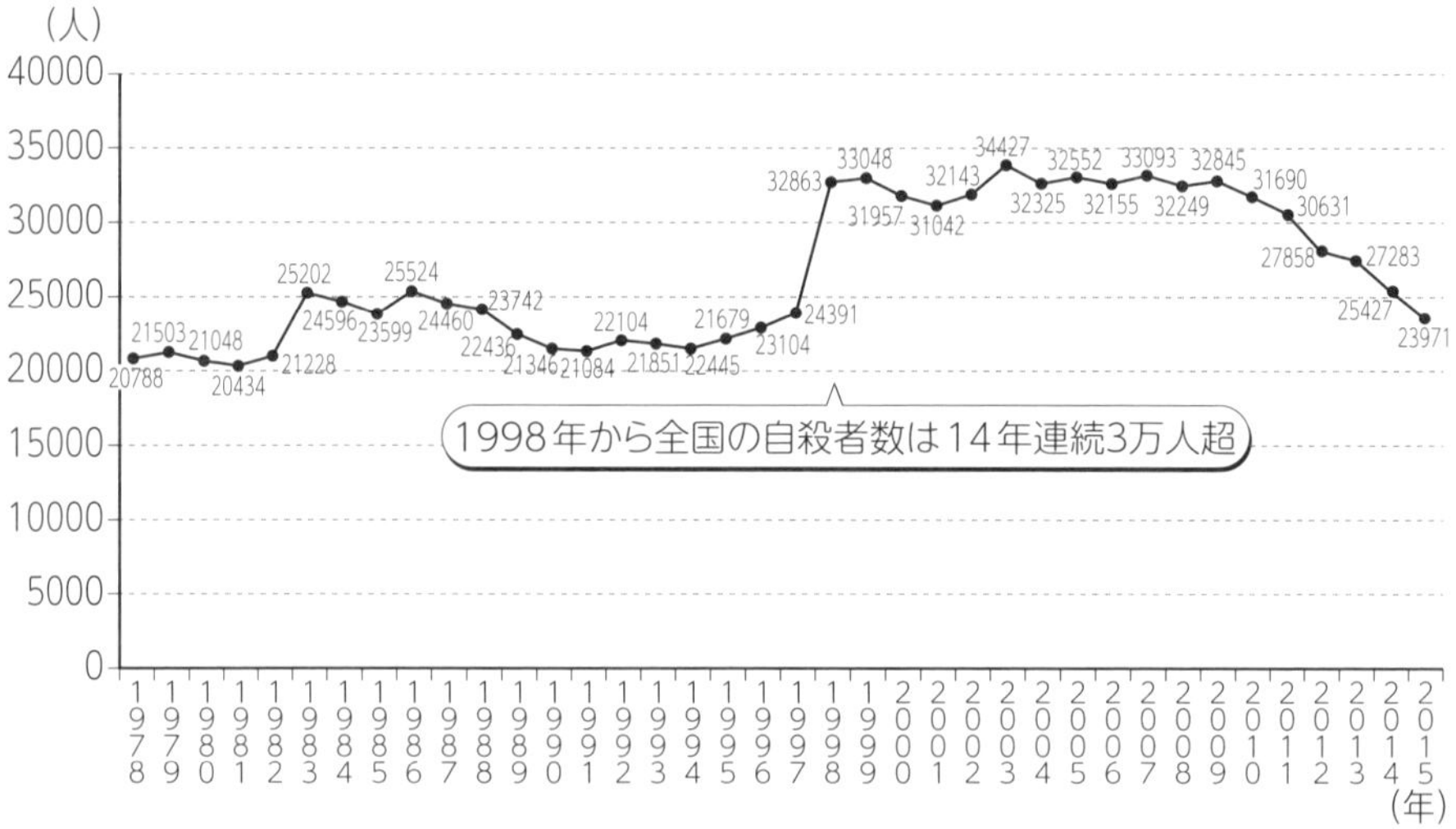

国内の自殺者は1998年から14年連続で3万人を超えるという深刻な状況。2006年に「自殺対策基本法」が施行され、2015年の自殺者は2万3971人と18年前の水準になったが、さらなる自殺対策が叫ばれている。

警察庁統計資料より

からも浮き彫りになってくるのです。

このことを裏付ける報道もあります。二〇一二年五月二日の読売新聞に載った記事です。

内閣府は五月一日、自殺対策に関する意識調査の結果を発表した。これによると、自殺を考えた経験のある人は全体で23・4%となり、二〇〇八年二月の前回調査より4・3ポイント増えている。

年代別では二十歳代の28・4%が最も多く、特に二十歳代女性は33・6%と、前回調査の21・8%から大幅に増えている。

調査は今年一月、全国の二十歳以上の男女三千人を対象に実施し、有効回収率は67・2%。年代別では四十歳代の27・3%、五十歳代の25・7%、三十歳代の25・0%と続き、すべての年代で女性が男性を上回っている。

また、自殺を考えたことがある人のうち、「最近一年以内に考えた」と答えた人は、二十歳代の36・2%が最多で、これを「二十歳代女性」に限定すると、44・4%にのぼった。

この記事を読んで不思議に思う人もいるでしょう。精神障害等で労災認定される人や自殺者では圧倒的に男性が多いのに、「自殺を考えた経験のある人」という括りにすると女性のほうが上回るのです。理由はいくつか考えられます。一つは男女雇用機会均等法が普及したとはいえ、現実的には女性は結婚や子育てで仕事を離れるケースが多いこと。もう一つは、女性は

「死にたい」と気軽に周囲にＳＯＳを発信するのに対して、男性は誰にも何も相談せずに黙って自殺してしまう傾向があること。こうした男女の特性の違いも、男性の自殺者数の多さに関係しているようです。

いずれにしても、国が労働者の命を守るために本腰を入れているのは事実であり、その重要性は私たち国民も認識し、理解する必要があるのです。

会社に知られたくない心の悩み

もう少し「職場におけるメンタルヘルスの現状と課題」について解説しておきましょう。

年間三万人を超える自殺者のうち、約28％は「被雇用者」「勤め人」で、自殺の原因が「勤務問題」と考えられる人の数は年間二千五百人に及びます。

それに対して、前述の通り、メンタルヘルス対策に取り組んでいる事業者の割合は、二〇一二年のデータでは47・2％にすぎません。その背景には、メンタルヘルスの不調は特に「医療関係者以外の者に知られたくない」という労働者特有の思いが絡み合うので、対策を講じる事業者側は「個人情報の保護」にとりわけ力を注ぐことが求められるということがあります（**図表7**）。こうした「面倒な問題」から目を背けてしまう事業者が多数を占めていたことが、日本における労働者へのメンタルヘルス対策の普及を遅らせる大きな要因となっていたことは否めないのです。

しかし、今回スタートしたストレスチェック制度は、労働安全衛生法の改正によって「法律」の名の下に義務化されたものです。法律は「国」という立場でつくられており、会社は「事業主の責任」として、「労働者」に対してこの制度を運用することになります。このことを、まずは意識する必要があります（**図表8**）。

図表7　相談体制を利用しづらいと感じる事項

①助けを求めるのは潔くない
②何をしてくれるかわからない
③相談は弱い人間のすること
④問題解決をするのは自分しかいない
⑤秘密が漏れると困る
⑥人事考課に反映すると困る

労働省「作業関連疾患の予防に関する研究」(1998年)より

図表8　憲法・法令の仕組み

・憲法
・法律：国会審議・議決を経て制定
・政令：法令を実施するために内閣が制定
・省令：各省庁の大臣が発する命令（施行規則）
・告示：行政の決定した事項を伝達（指針）
・通達：行政機関内部における指針

法改正によって事業者に義務づけられたストレスチェック制度の概要は次の通りです。

・医師、保健師などによる心理的負担の程度を把握するための検査（ストレスチェック）を一年に一回以上実施すること（労働者数五十人未満の事業所は、当分の間努力義務）

・検査の結果、一定の要件（高ストレス者）に該当すると判断された労働者から申し出があった場合、医師による面接指導を実施すること

・申し出を理由とする不利益な取り扱いは禁止される

・面接指導の結果に基づき、医師の意見を聴き、必要に応じ就業上の措置を講じること

このストレスチェックを意味あるものにするためには、どうすればいいのでしょう。ポイントは次の三点です。

①可能な限り全社員に受検してもらうようにする
➡会社としての明確な意義づけ、受けたことに意義を感じられるチェック項目と分析

②受検した労働者に、事業者への結果データ提供について同意してもらえるようにする
➡結果データの活用法と提供することで不利益が生じないことの確認

③結果を受けた相談や医師の面接指導につなげる
➡面接指導の申し出による不利益が生じないことの確認や外部相談機関の確保

なぜ企業がメンタルヘルス対策に取り組まなければならないのか

これまでの日本の企業風土の下では、身体的な健康に関しては事業者が一定の面倒を見る代わりに、メンタルな問題は労働者各自に任されてきました。メンタル面での不調が顕在化すると「甘えている」「サボろうとしている」「たるんでいる」「根性が足りない」といったネガティブな印象をその労働者に植え付け、問題を排除してきたのです。

こうした風潮はメンタル不調を抱える労働者をさらに窮地に立たせ、ストレス反応による身体症状の発症、出社拒否、うつ、そして最悪の場合は自殺へと追い込んでいきます。これは労働者にとって不幸であるのはもちろんですが、企業（事業者）にも不利益が及ぶことになります。

逆に、事業者が労働者のメンタルヘルスに真剣に取り組み、メンタル不調を未然に防ぐことができれば、労働者は高いパフォーマンスを発揮し、企業に大きな利益をもたらすことになります（**図表9、10**）。

そうしたことから、事業者としてはメンタルヘルス対策に取り組む必要が出てきたのですが、その対策に対する企業の姿勢には温度差があるようです（**図表11**）。

図表9　メンタルヘルスケアの位置づけ

事業主責任 （安全配慮義務と健康配慮義務）
コスト削減 （労災予防対策としてのメンタルヘルスケア）
労働損失予防 （健康リスクアセスメントによるメンタルヘルス不全予防）
生産性向上 （心身負荷評価に基づく適正配置）
福利厚生 （ストレス対策としてのリラクゼーション設備・制度づくり）
勤務意欲向上 （職場のコミュニケーション・連携づくり）

図表10　ストレス対策による企業の影響

生産性の向上	➡	事業成績の向上
良好な人間関係	➡	円滑な組織運営
トラブルの減少	➡	スムーズな業務運営
社会適応力の向上	➡	企業イメージアップ
疾病の予防	➡	医療保険支出の減少

図表11　メンタルヘルス対策に対する企業の姿勢

積極的な企業姿勢	・現場ニーズの理解 ・働きがい、頑張りがいのある職場づくり ・モチベーション管理、能力開発 ・相互成長可能な企業風土づくり
消極的な企業姿勢	・コンプライアンス（法令順守）のために仕方なく取り組む ・リスク管理の一環（安全配慮義務の履行） ・休職者の削減による労働力の確保

第2章 ストレスチェックをどう活用するか

ストレスチェックの位置づけと活用法

事業者がストレスチェック制度を実施するにあたって、この制度をどのように位置づけ、どう活用すれば効果的な運営が可能になるのでしょう。

厚生労働省は二〇一五年四月に出した「心理的な負担の程度を把握するための検査及び面接指導の実施並びに面接指導結果に基づき事業者が講ずべき措置に関する指針」の中で次のように述べています。なお、指針は厚労省のポータルサイト「こころの耳」から全文をダウンロードすることができるので、一度目を通してみてください。

【ストレスチェック制度の位置づけ】

事業者は、メンタルヘルス指針に基づき各事業場の実態に即して実施される二次予防及び三次予防も含めた労働者のメンタルヘルスケアの総合的な取り組みの中に本制度を位置づけ、メンタルヘルスケアに関する取り組み方針の決定、計画の作成、計画に基づく取り組みの実施、取り組み結果の評価及び評価結果に基づく改善の一連の取り組みを継続的かつ計画的に進めることが望ましい。

実にお役所的で難解な文章なので、私なりに解釈すると、次のような内容になるものと思われます。

事業者がメンタルヘルス対策を実施することで、労働者の健康が維持・向上すれば、医療費が減るので、それだけでも事業者にとってはメリットになります。労働力も確保され、生産性も高まります。職場の雰囲気もよくなり、労働者全体の生きがいや働きがいという面にも良い作用が波及することが期待されます。

企業にとってのメンタルヘルス対策は、決して「余計なこと」ではなく、経営的メリットにつながる先行投資のようなものだと考えるべきなのです。

【ストレスチェック制度の活用法】

ストレスチェック制度は、定期的に労働者のストレスの状況について検査を行い、本人にその結果を通知して自らのストレスの状況について気づきを促し、個々の労働者のストレスを低減させるとともに、検査結果を集団ごとに集計・分析し、職場におけるストレス要因を評価し、職場環境の改善につなげることで、ストレスの要因そのものを低減するよう努めることを事業者に求めるものである。

また事業者は、ストレスチェック制度がメンタルヘルス不調の未然防止だけでなく、従業員のストレス状況の改善及び働きやすい職場の実現を通じて生産性の向上にもつながるものであることに留意し、事業経営の一環として積極的に本制度の活用を進めていくことが望ましい。

これについても、わかりやすく解説すると、次のようになります。

早い話が、企業はこの制度を実践することで、労働者の心の健康が保たれるようになり生産性が向上するのはもちろんですが、労働者を大切にする企業であるという対外的なイメージを持たせることができるのです。こうした企業イメージ、ブランドイメージの向上は、製品の品質向上、提供するサービスの質の向上と同じくらい、企業にとって重要なことです。大切な従業員の健康とともにそれを手に入れることができるというメリットの大きさを、ぜひ理解してほしいと思います。

ただ、今回スタートしたストレスチェック制度は、メンタルヘルスを巡る労働行政の流れの中においてきわめて大きな到達点であることは確かですが、これがゴールではありません。一つの通過点であり、新たなスタートでもあるのです。この制度が導入され、全国の事業場で実施されていく中で、これから必要に応じて修正が加えられ、より研ぎ澄まされたストレスチェック制度が完成していくはずです。

二〇〇〇年の旧メンタルヘルス指針

図表4（20頁）をご覧いただくとわかりますが、今回法律によって義務づけられたストレスチェック制度には、前段に当たる「指針」が存在します。それは二〇〇〇年八月に当時の労働省によって策定された「事業場における労働者の心の健康づくりのための指針」です。これは「旧メンタルヘルス指針」と呼ばれるもので、事業者が積極的に実施すべきメンタルヘルスケアとして次の「四つのケア」が提唱されました（**図表12**）。

①セルフケア……労働者（管理監督者を含む）によるケア

・ストレスへの気づき

・ストレスへの対処

・自発的な相談

②ラインによるケア……管理監督者によるケア

・職場環境等の把握と改善

・部下からの相談への対応

③事業場内産業保健スタッフ等によるケア……産業医、衛生管理者等によるケア

図表12　事業場における「心の健康づくり計画」と「4つのケア」

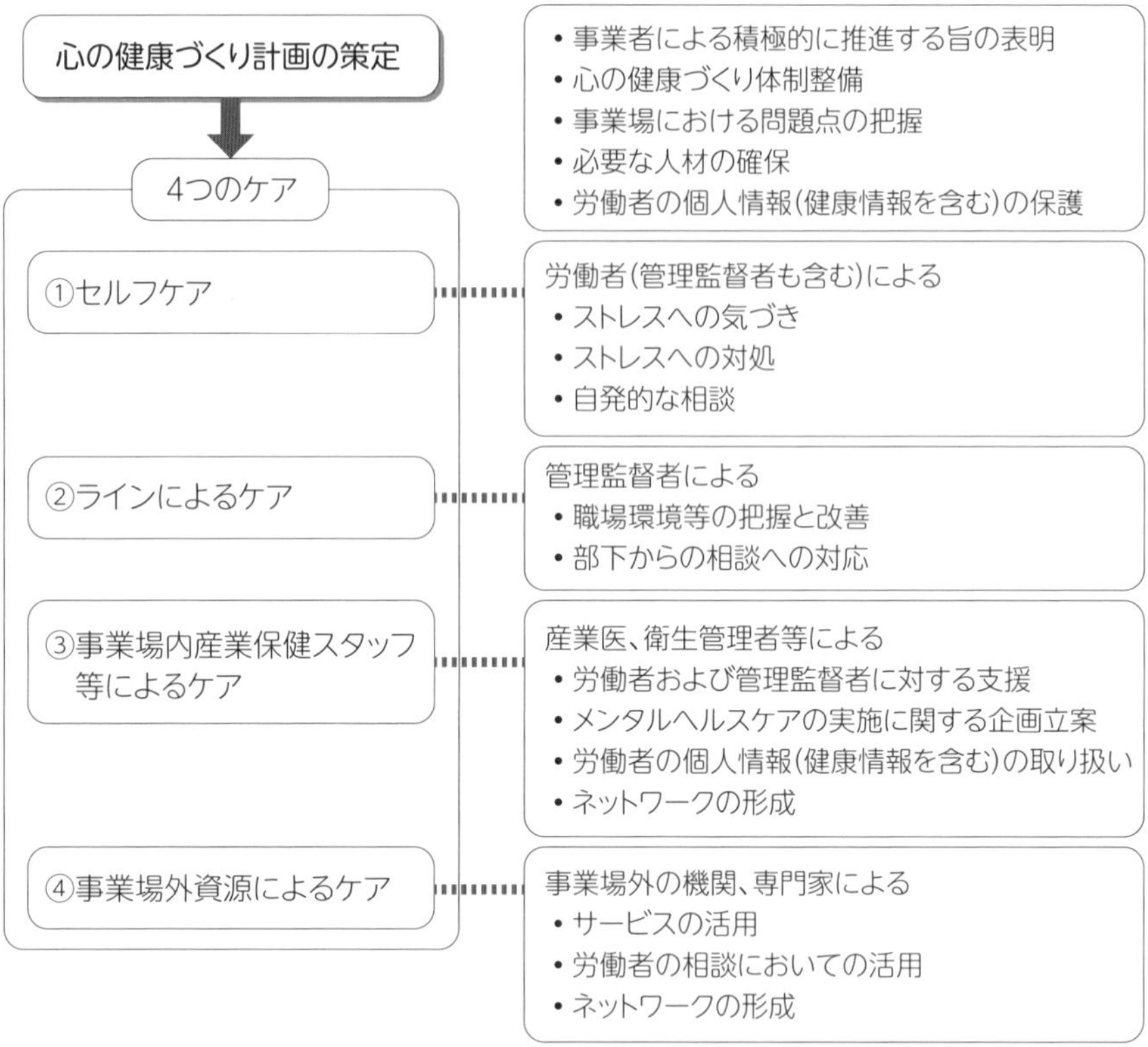

・労働者および管理監督者に対する支援
・メンタルヘルスケア実施に関する企画立案
・労働者の個人情報（健康情報を含む）の取り扱い
・ネットワークの形成
④事業場外資源によるケア……事業場外の機関、専門家によるケア
・医療機関、健康保険組合、産業保健総合支援センター、地域産業保健センター、ＥＡＰ（従業員支援プログラム）などのサービスの活用
・労働者の相談においての活用
・ネットワークの形成

しかし、残念ながらこの指針には法的強制力がなかったため、事業場の対応が進むことはほとんどありませんでした。

二〇〇六年の新メンタルヘルス指針

そこで労働省から改組した厚生労働省は二〇〇六年三月、事業者への法的強制力を持たせた「労働者の心の健康の保持増進のための指針」を打ち出します。この指針（「新メンタルヘルス指針」）では、メンタルヘルスケアに焦点が絞られ、それが適切かつ有効に実施されるよう、

原則的な実施方法が示されています。

「新メンタルヘルス指針」のあらましは次の通りです（これも「こころの耳」から全文を読むことができます）。

①心の健康問題の特性

➡心の健康については、その評価は容易ではなく、問題発生過程には個人差が大きいため、プロセスの把握が困難。また、すべての労働者が心の問題を抱える可能性があるにもかかわらず、問題を抱える労働者に対して、健康問題以外の観点から評価が行われる傾向が強いという問題がある。

②労働者の個人情報の保護への配慮

➡メンタルヘルスケアを進めるにあたっては、健康情報を含む労働者の個人情報の保護および労働者の意思の尊重に留意することが重要。心の健康に関する情報収集および利用にあたっての個人情報保護への配慮は、労働者が安心してメンタルヘルスケアに参加できること、ひいてはメンタルヘルスケアがより効果的に推進されるための条件。

③人事労務管理との関係

➡労働者の心の健康は、体の健康に比較して職場配置、人事異動、職場の組織等の人事労務管理と密接に関係する要因によって、より大きな影響を受ける。メンタルヘルスケアは、人事労務管理と連携しなければ、適切に進まない場合が多い。

④家庭・個人生活等の職場以外の問題

➡心の健康問題は、職場のストレス要因のみならず、家庭、個人生活等の職場外のストレス要因の影響を受けている場合も多い。また、個人の要因等も心の健康問題に影響を与え、これらは複雑に関係し、相互に影響し合う場合が多い。

新メンタルヘルス指針策定の前に、二〇〇三年からの「第10次労働災害防止計画」で「メンタルヘルス対策の強化」が図られています。

この中には、二〇〇四年の「心の健康問題により休業した労働者の職場復帰支援の手引き」の発行、二〇〇五年の「長時間労働者に対する面接指導等の義務づけ」などの過重労働対策の構築、さらには二〇〇六年の「新メンタルヘルス指針」の発表などの施策があり、これらをきちんと実施していた事業者にとっては、ストレスチェック制度は決して難しいことでも、面倒なことでもないのです。

以上のことを踏まえると、ストレスチェック制度が目指すメンタルヘルスは「予防」だということが理解できると思います。予防には「未然防止」を目的とした一次予防、「早期発見」を目的とした二次予防、「職場復帰支援（再発予防）」を目指した三次予防があり、これまでのメンタルヘルス指針においても、この一次から三次までの予防対策が示されています。

ストレスチェック制度の実施を求められた企業の中に、この制度は「うつ病の早期発見」を目的としたものという誤解があるようですが、この制度は大きな目標を「一次予防」に置いているというのが実際のところなのです。

ストレスは「刺激に対する〝歪み〟」

日常の中で「ストレス」という言葉を使うことは多いと思います。

そもそもストレスとは、「刺激に対する〝歪み〟」を意味する言葉で、本来あるべき正常な状況を崩そうとする外的要因に対して感じる抵抗感のことです。例えば「骨折」を例に考えてみましょう。正常な骨に対して何らかの無理な力が加わることで骨が折れます。このときの「無理な力」が、骨にとってのストレスということになるのです。

しかし、皆さんが「ストレス」という言葉を使うときに考えるのは、主に「精神的抑圧」ではないでしょうか。不安がない状態のところに、思いもかけないような心配事が発生する。あるいはあまりの忙しさから心労が溜まる。そんな状況における乱れた精神状態を指して「ストレス」と呼ぶケースがほとんどだと思います。

これは正確に書くと「心理的ストレス」となるのですが、この本で解説するストレスチェック制度の「ストレス」も、この「心理的ストレス」を指しています。改正労働安全衛生法では、ストレスチェックについて「心理的な負担の程度を把握するための検査」という表現を用いています。この本で使う「ストレス」という言葉も、「心理的ストレス」を指すものとしてご理解ください。

人間の体は何らかのストレスを感じると、自動的にそれに対して適応しようとする反応を示します。これを「ストレス反応」と呼び、身体面、心理面、行動面で、次のような反応が見られます。

- 身体面への影響……肩こり、目の疲れ、疲労、頭痛、自律神経の乱れ
- 心理面への影響……不安、落ち込み、イライラ、不眠、怒り
- 行動面への影響……生活の乱れ、欠勤、遅刻、暴言暴力、暴飲暴食、飲酒喫煙

これらのストレス反応が長期化すると、身体と精神の両面で「疾患」を引き起こすことになります（**図表13**）。考えられる疾患は次の通りです。

- 身体疾患……呼吸器系疾患、消化器系疾患、循環器系疾患、免疫系疾患、生活習慣病
- 精神疾患……うつ、不安障害、パニック障害、ＰＴＳＤ（心的外傷後ストレス障害）

精神的なストレスという「心の問題」が、ストレス反応を通じて身体的症状を示し、目に見

える、あるいは体感できる「疾患」へとつながっていくのです。
詳しくは**図表14**をご覧ください。

図表13　心身のストレス反応

精神症状	身体症状
・活気がわいてくる（※）	・めまいがする
・元気がいっぱいだ（※）	・体のふしぶしが痛む
・生き生きする（※）	・頭が重かったり頭痛がする
・怒りを感じる	・首筋や肩がこる
・内心腹立たしい	・腰が痛い
・イライラしている	・目が疲れる
・ひどく疲れた	・動悸や息切れがする
・へとへとだ	・胃腸の具合が悪い
・だるい	・食欲がない
・気がはりつめている	・便秘や下痢をする
・不安だ	・よく眠れない
・落着かない	
・ゆううつだ	
・何をするのも面倒だ	
・物事に集中できない	
・気分が晴れない	
・仕事が手につかない	
・悲しいと感じる	

職業性ストレス簡易調査票より
（※は逆転項目　85頁参照）

図表14　ストレス関連疾患（心身症）

呼吸器系	気管支喘息、過換気症候群
循環器系	本態性高血圧症、冠動脈疾患（狭心症、心筋梗塞）
消化器系	胃・十二指腸潰瘍、過敏性腸症候群、潰瘍性大腸炎、心因性嘔吐
内分泌・代謝系	単純性肥満症、糖尿病
神経・筋肉系	筋収縮性頭痛（緊張型頭痛）、痙性斜頸、書痙
皮膚科領域	慢性蕁麻疹、アトピー性皮膚炎、円形脱毛症
整形外科領域	関節リウマチ、腰痛症
泌尿・生殖器系	夜尿症、心因性インポテンス
眼科領域	眼精疲労、本態性眼瞼痙攣
耳鼻咽喉科領域	メニエール病
歯科・口腔外科領域	顎関節症

日本心身医学会教育研修委員会編「心身医学の新しい診療指針」（1991年）より

良いストレスと悪いストレス

私たちが多くの人と関係を持ちながら生活していく上で、ストレスを完全に排除することは不可能です。

ここで間違えてはならないこととして、「ストレスは決して悪者ではない」ということがあります。カナダのモントリオール大学教授などを歴任し、世界で初めて「ストレス学説」を提唱したことで知られるハンス・セリエ博士は「ストレスは人生のスパイスである」と述べていますが、ストレスは人間が成長し、生きていく上で重要な刺激を与えてくれる、不可欠な存在でもあるのです。ただ、それが限度を超えて過剰な状態になると、様々な疾患や不調の要因になってしまいます。しかも、ストレスは主観的な存在なので、同じ環境にいても、ある人はストレスと感じ、別の人はまったく意に介さない、ということもあります。だからこそ個別に注意深くチェックしていく必要があるのです。

ストレスが多すぎれば身体的にも精神的にも苦痛が勝ってしまいます。これを未然に防ぐには、ストレスを減らして快適な生活環境を整えると同時に、ストレスへの気づきと対処を正しく行い、自分自身でケアできるようになることが大切です。

職場においては、過度なストレスを軽減し、悪いストレスを良いストレスに変換することで、生産性の高い職場づくりが実現します。

自分のストレスの質と量を的確に把握すること。ストレスをどう受け止めるのか、つまりストレスの認知・評価を正しく行うこと。そして、ストレスを感じたときにどう対処するのかを知っておくこと。これらを実践するには「ストレスへの気づきと対処」というセルフケアが重要になってきます。これらを確実に実践できれば、ストレスが原因で大きな身体的ダメージを受ける危険性は下げられるのです。ストレスと上手に付き合い、時にストレスを上手に利用し、セリエ博士が言うように「人生のスパイス」として有効活用できるようにしていきたいものです（**図表15**）。

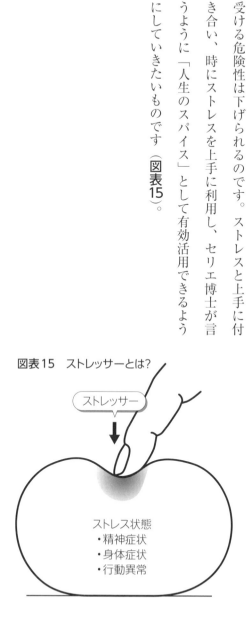

図表15　ストレッサーとは?

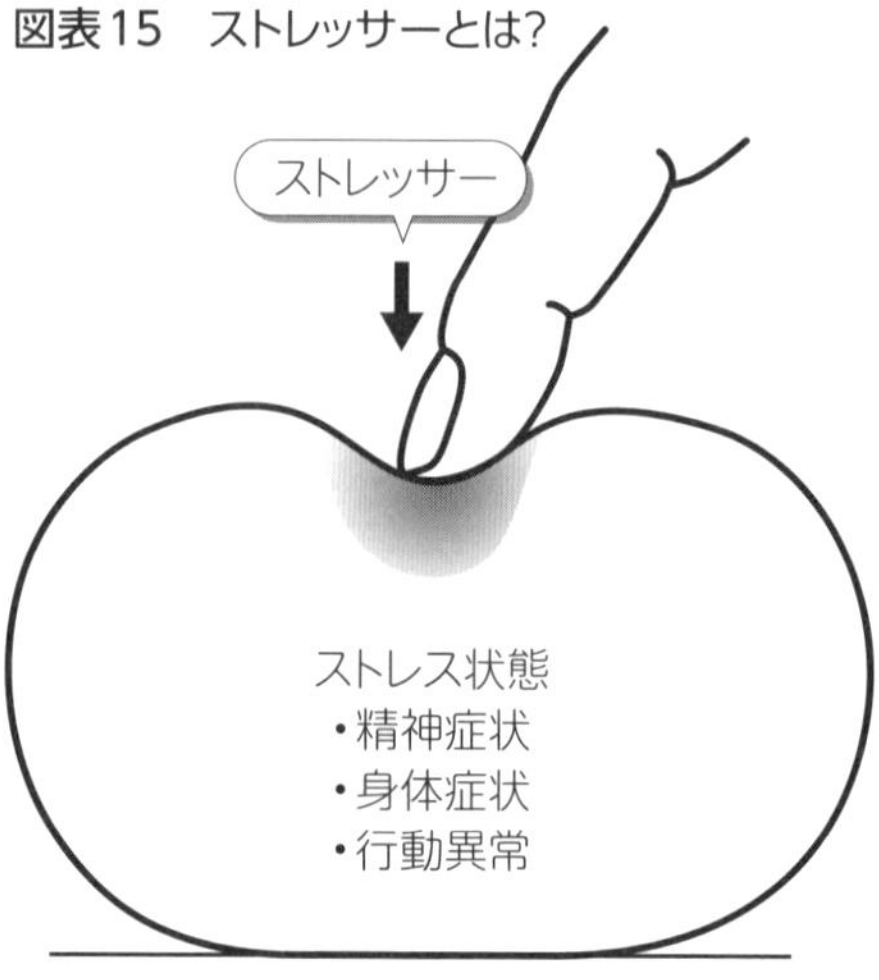

ストレス強度と生産性の関係

ストレスは、「ストレス反応」の大小と「職場ストレス要因」の大小によって、四つの種類に分類されます（図表16）。

①職場外ストレス型……職場ストレス要因「小」×ストレス反応「大」

➡職場にはそれほどストレス要因がないのに、ストレス反応が大きい場合は、職場外にストレッサーが存在する可能性を考える必要があります。それと同時に、その労働者自身のストレスに対する耐性が低い可能性も考えられます。後者であれば、「ストレスに強くなる」ことを目的とした心理学的トレーニングが重要になることもあります。

②疲弊職場型……職場ストレス要因「大」×ストレス反応「大」

➡これは単純な図式で、職場のストレス要因を軽減するための対策が急がれます。対策を講じた上で、当該労働者のストレス状態が軽減されているかどうかを検証していくことになります。

③活気職場型……職場ストレス要因「中～大」×ストレス反応「中～小」

➡現状では労働者にストレス反応が見えにくい状態であっても、職場のストレス要因が大きいということは、将来的に突然倒れてしまうリスクがあることを理解しておく必要があります。今はストレスへの耐性がカバーできていても、ストレス要因が大きい状態が続けばいずれ心が決壊してしまう可能性はあります。そうなる前に、職場改善に手を付ける必要があります。

④不活性職場型……職場ストレス要因「小」×ストレス反応「小」

➡ストレスは「まったくない」という状況も、人間にとって理想的な状態ではありません。ある程度の緊張感を持って初めて高い生産性を発揮することができるからです。職場ストレス要因もストレス反応もともに小さい「過小ストレス状態」と思われるこの分類は、見た目は理想的な状況に思えますが、それだけで警戒心を解くのは危険、ということができます。

図表17を見てください。ストレスと生産性の関連性を示したものです。タテ軸が生産性、横軸がストレス強度を表しており、ストレス強度が上がると、生産性も高まっていくのが見て取れます。しかし、ストレス強度はある一定のところで限界点に達し、それを超えると一気に生産性は急降下します。つまり、労働者が疲弊して倒れてしまうのです。

ストレスチェック制度というと、職場から完全にストレス要因を排除することが目的と思われがちですが、決してそうではないのです。

以前私は、国の機関からの要請で講演をしたことがありますが、そのときのテーマは「職場から完全にストレスをなくすために」というものでした。国の中枢の重要機関だけに、タイトルも大仰なものだと驚いたことを覚えていますが、実際には職場からストレスを完全になくす

図表16　職場ストレス要因

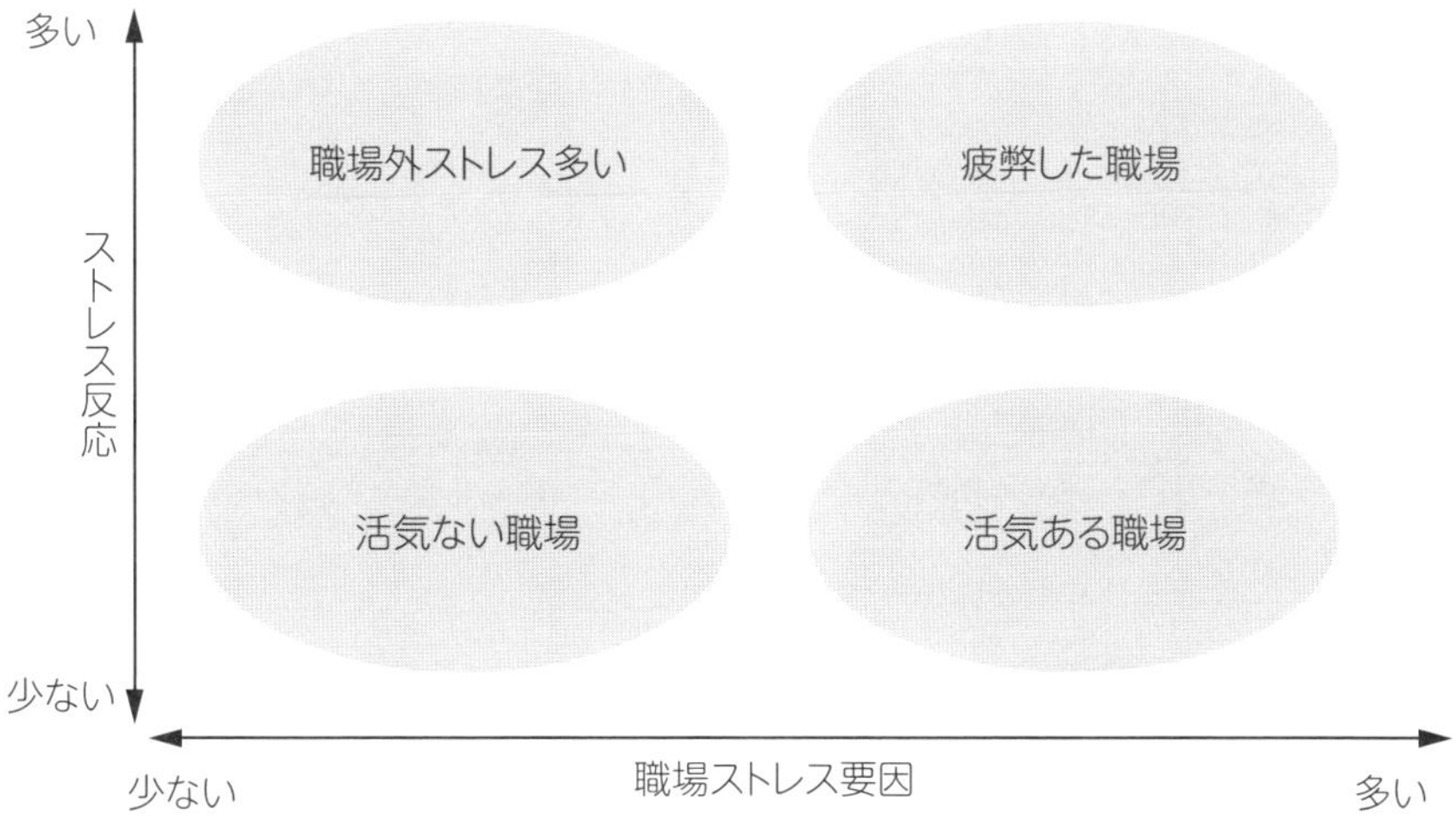

図表17　ストレス強度と生産性

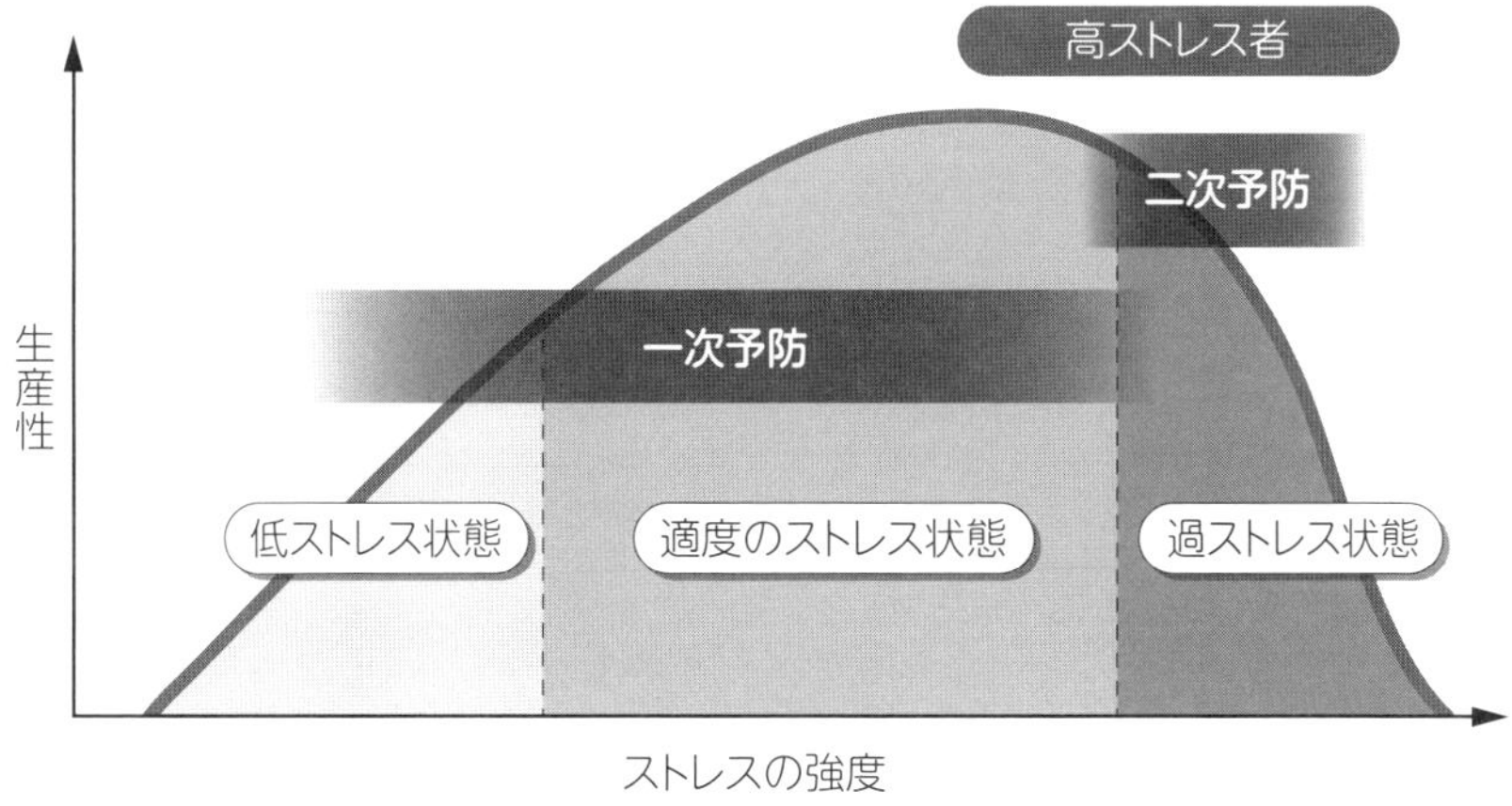

ことなど不可能です。不可能なことに力を注いでも、それは新たなストレスを生み出すだけで意味がありません。それよりも大事なことは、「ストレスを活かす」ことなのです。

ストレスチェック制度の目的は、職場からストレスを完全になくすことではありません。人間が効率的に仕事を進めていく上で、「適正なストレス」は不可欠です。ストレスチェック制度は、そんな「適正なストレス」を職場ごとに明確にし、そこを目指していくために役立てる制度だと考えるといいでしょう。

睡眠とメンタルヘルス

長時間労働が健康を害することは皆さんもご存知の通りです。労働時間が長引くことで一番割を食うのが睡眠だからです。睡眠不足は労働生産性を下げるのはもちろんですが、体調不良やメンタル不調に直接的に連動します。一説には睡眠時間が五時間を下回ると、病気になるリスクが急激に高まるといわれています。なので、ストレスチェックにおいても、睡眠状況の確認はきわめて重要性の高い部分だということができるでしょう。

ただ、睡眠不足の原因は、必ずしも長時間労働とは限りません。仕事は定時で終わっているのに、そのあとで長々と遊び歩く、飲み歩く、というケースも決してないことではないのです。

睡眠状態と労働時間の関係性をよく見極め、原因を明らかにした上で快適な睡眠の確保を目指す取り組みが大切なのです。

ただ、面白いことに、ストレスチェック指針で推奨されている「職業性ストレス簡易調査票」のチェック項目には、「睡眠時間」についての質問項目がありません。メンタルヘルスを考える上で、睡眠は最も重要な項目であることは事実なのですが、なぜかここでは省かれているのです。

その背景には、睡眠時間は個人的な要因であり、何時間寝ようと、あるいは眠らなかろうと、それはそれぞれ個人が決めること、という考え方が根底にあるようです。

しかし、実際には睡眠時間は非常に重要な項目です。メンタル面においてはもちろんですが、体のコンディションを左右する大きなファクターです。だからこそ高ストレス者に対する医師面接が重要な意味を持ち、そこで睡眠時間や睡眠状態を確認することが非常に大きなポイントとなるのです（**図表18**）。

図表18　健康づくりのための睡眠指針2014〜睡眠12箇条〜

①良い睡眠で、からだもこころも健康に
②適度な運動、しっかり朝食、ねむりとめざめのメリハリを
③良い睡眠は、生活習慣病予防につながります
④睡眠による休養感は、こころの健康に重要です
⑤年齢や季節に応じて、ひるまの眠気で困らない程度の睡眠を
⑥良い睡眠のためには、環境づくりも重要です
⑦若年世代は夜更かしを避けて、体内時計のリズムを保つ
⑧勤労世代の疲労回復・能率アップに、毎日十分な睡眠を
⑨熟年世代は朝晩メリハリ、ひるまに適度な運動で良い睡眠
⑩眠くなってから寝床に入り、起きる時刻は遅らせない
⑪いつもと違う睡眠には、要注意
⑫眠れない、その苦しみをかかえずに、専門家に相談を

（厚生労働省、2014年3月）

プライベートな要因の重要性

近年「ワーク・ライフ・バランス」の重要性が指摘されていますが、職場のストレスを考えるとき、プライベートな要因を見過ごすことはできません。では、具体的に企業には何が求められているのでしょう。

例えば、安心して出産できる、仕事と育児の二者択一を迫らない、男性も適切に家事や育児を分担できるなど、男女共同参画社会を支援する姿勢は重要です。

また、急速に進展する高齢化、超高齢化を背景に、介護の負担への考慮や、高齢家族に万一の事態が発生したときにも職場として柔軟な対応が取れる仕組みづくりなども求められることになるのです。

「ストレス一日決算主義」のススメ

私が全国で行っている講演は、聴衆が雇用者か、会社の安全衛生担当者か、あるいは労働者か、一般市民かによって内容が異なります。異なりはするものの、そのどれにも共通するテーマがあります。それは「ストレス一日決算主義」というテーマです。

特に労働者、つまりサラリーマンに対して、私は繰り返しストレス一日決算主義を強く推奨してきました。なぜなら、サラリーマンが最も「週」という時間の単位に縛られる傾向が強いからです。

人が健康的な生活を手に入れる上では、「週単位」よりも「一日単位」で物事を考えるほうが、ストレス予防の上で役立つのです。人間に限らず、地球上で暮らす生物の活動サイクルは、「一日」が基本です。ヒポクラテスは「一日のうちに運動、労働、睡眠、休息、食事のそれぞれに充てる時間を持つように」と言っています。私はこのヒポクラテスの言葉に、独自に「会話（対話）」の時間を持つことを加えて奨励していますが、いずれにしても、生活の単位を「一日」で考えて、その日に起きた良いことも悪いことも、とりあえずその日の終わりで一区切りとする。そして、朝目が覚めたら前日のことはリセットしてスタートする。それがストレスを長期化させないための最良の手段なのです。

もちろん、それが決して簡単なことではないことも承知しています。現実には「仕事をして、終わったら寝るだけ」とか、中には「寝る時間もなく働いている」という人もいます。そんな状況の中でも、どうすれば長時間労働を防ぎ、健康的な生活を送れるのかを考え、実践する、そしてライフスタイルを健康的なものにするためにも、このストレスチェック制度を役立ててほしいと願っています。

もう一つ、私が力を入れていることがあります。それは二〇〇〇年から続けている「メール相談」です。始めた年の相談件数は年間百十六件でしたが、今は年間七千〜八千件の相談を受けており、累計ではすでに八万件を超えています（図表19）。

このメール相談の対象は、基本的には「働く人」ですが、中には家族や事業主からの相談もあります。日本の総人口一億二千万人のうち、労働者は半分の約六千万人。そんな不特定多数を対象とし、しかも匿名性の保たれたメール相談を十五年も続けていると、悩みの種類が多岐にわたることに驚かされます。

「このままでは夫が会社に殺されます」

というメールが、本当に送られて来るのです。そんなとき、私はメールでアドバイスはできても、その人の夫の会社に行って「少し休ませてあげてください」と直談判することはできません。ストレスチェック制度は、そんな労働者や家族の切実な悩みを和らげるのに大いに役立つはずです。

このメール相談は、労働福祉事業団（現・労働者健康安全機構）のトップ、言い換えれば、広い意味での「国からの指示」で始めたものです。これを続けてきた者としては、ストレスチェック制度のスタートは、ストレスの鎖でがんじ絡めになっている労働者を解き放つ機会に

図表19　2000～2015年度の相談件数の年次推移と累計

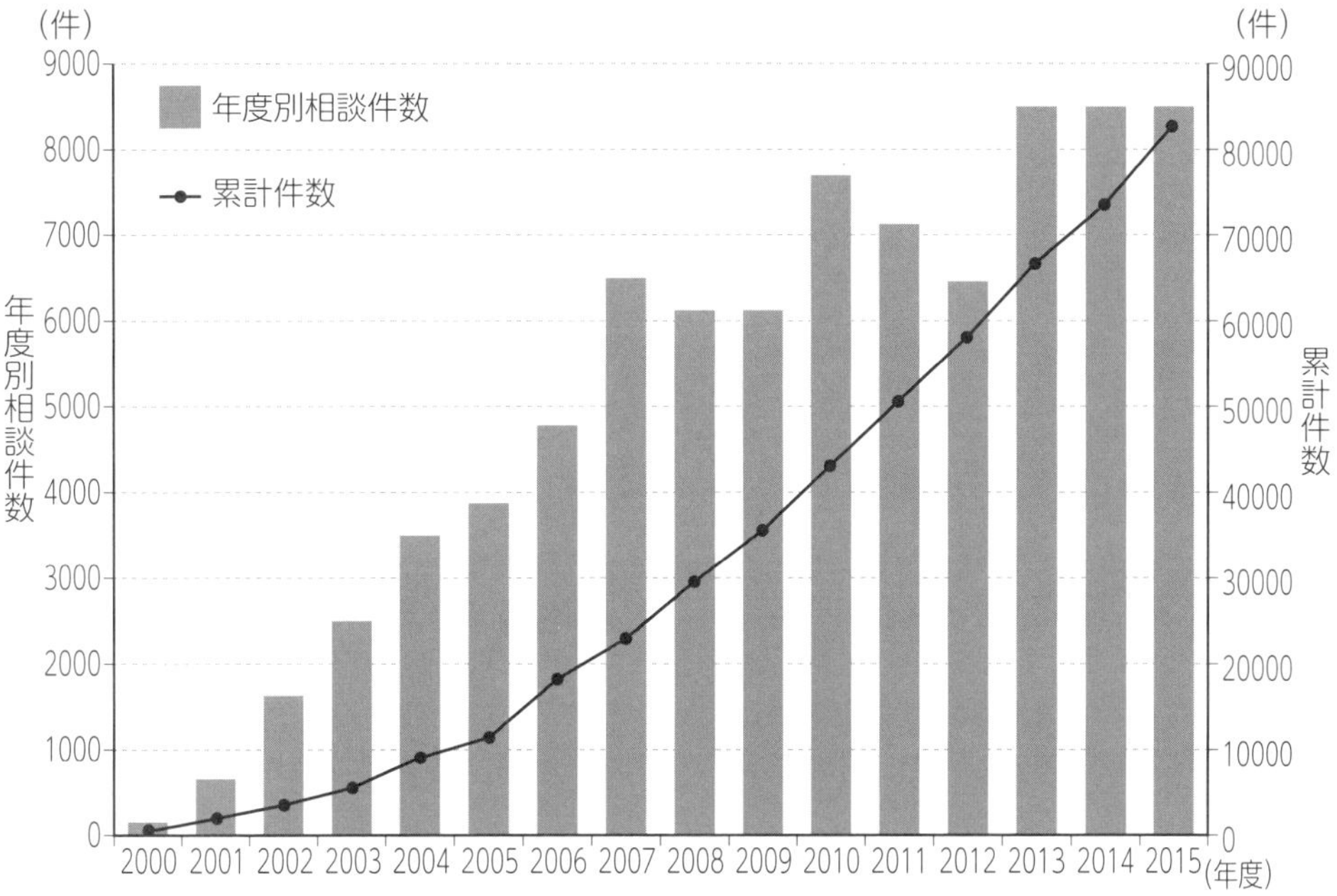

なるのではないかと期待せずにはいられないのです。

もちろん、スタートしたばかりの制度なので課題はあります。でも、この制度には、その課題を補って余りある意義があることも事実です。この意義ある制度を、経営者として、職場として、医療者として、国民として有効活用していくことが何より重要です。労働者のストレス対策の最前線に立ち続けてきた者として、ぜひこの制度をうまく活用してほしいと強く願っています。

第3章 メール相談に見るストレスの実像

三十代女性会社員からのメール相談

mental-tel@yokohamah.johas.go.jp

これは私のメール相談のアドレスです。最後の「jp」はジャパンですが、「go」はガバメント、つまり、国の仕事として行っていることを意味しており、ボランティアではありません。

メール相談が医師の仕事なのかといえば、本来は違うと思います。でも、私の勤務する病院が「労災病院」という公的な役割を担っていることを考えると、働く人たちの健康増進のためには病院で患者が来るのを待っているだけではダメなのです。医療の側から積極的、能動的に労働者に接していかなければなりません。私のメール相談も、また全国で講演を行う活動もその一環なのです。

病院にも行けない人、誰に相談していいのかわからずに困っている人が実際に大勢います。そんな人たちに、メールや電話を使ったサービス、あるいは講演活動によるサポートを通じて社会貢献することを目的に活動しています。

私がストレスチェック制度を応援するきっかけとなったメールを紹介しましょう。メール相談は匿名で、二十四時間いつ送ってもらってもＯＫです。送信する時間に制限はありません。

ただ、回答する側は私一人なので、診療中などは返信できません。もちろん私にもプライベートな時間があるので、常に即答できるわけではありませんが、原則として二十四時間以内に回答を送るという決め事があります。

これは、三十代の女性会社員から送られてきたメールです。職場の人間関係、特に上司との人間関係に悩んで相談してきました。八月四日の夜、会社から帰宅した午後八時ごろに送信されています。

今年四月に現在の職場に転勤になり、女性の上司との人間関係に悩んでいます。あることで失敗をしたところ、「もう仕事をしないでいい」と捨て台詞を吐かれ、仕事を取り上げられました。言葉にはできないほどのショックを受けました。上司も忙しくてイライラしていたのだとは思いますが、自分を奮い立たせて頑張ろうとしていた矢先の出来事でもあり、そのショックで仕事への意欲はなくなり、自信もなくなり、会社に行っても同僚との会話もなくなりました。休日も家に引きこもるようになりました。人と会うのがとても苦手になってしまいました。私を叱責した上司はとても仕事ができる人ではありますが、気分に左右される人で、機嫌が悪いと八つ当たりをされるので、私たちは一日中ビクビクして過ごさなければなりません。以前勤務していた支社の上司や同僚に話を聞いてもらったりもしていますが、状況は悪くなる一方です。どうしたらいいのでしょう。

十年も前のメールですが、これを読んで私は悩みました。なぜかというと、このメールだけではこの人のバックグラウンドがあまりわからないからです。ただ、この人がとてもつらい状況にあることは伝わってきます。だから何とか力になってあげたいという気持ちが湧き、ならば何ができるのかと考えました。一日考えて翌八月五日の昼過ぎに返事を出しました。

メール拝見しました。おつらい様子が伝わってきます。上司に言われたことやその行動を含め、あなたにとってはかなりきつい出来事だったようです。同情します。あなたも分析しているように、おそらく上司もそのときストレスが貯まっていたのでしょう。人間はストレス状態にあると、他人のことをあまり気にしない言動を取ってしまいますね。時々私も同じような失敗をすることがあります。もっとも私も時々上司がストレスの元になっていることがあります。そんなとき、私の愚痴を聞いてくれる仲間がいてくれて、本当に助かっています。このメール相談でも結構ですし、電話相談のサービスもあるので、利用してください。でも、職場の中にあなたの話を聞いてくれる人を見つけてみてはどうでしょう。そしてストレス解消法を見つけてください。特にスポーツがいいですね。一度しかない人生です。自分を信じ、仲間を信じ、将来の幸せを信じて、今の職場で頑張ってください。

読むとわかる通り、「心療内科医だから」とか「人の悩み相談に慣れているから」といった文面ではありません。多少なりともメンタルヘルスの知識を持つ者としての意識はあるとはいえ、この返信を書いたときは一人の人間として、相手を心配する者として返事を書きました。

これを見たある精神科医が、「仕事への意欲はなくなり、自信もなくなり、会社に行っても同僚との会話もなくなりました」という文面から、「これはうつ病でしょう。うつ病の人に向かって『頑張れ』と励ますのはまずくないですか」と尋ねてきました。

これをストレスチェック制度との関連でいうと、「ストレスチェック制度は診断でも治療でもない」ということが重要です。

その精神科医の意見は、臨床医としてのものです。臨床医の立場として診断し、診断したら治療法を考える（このケースであれば精神科を受診させる）ことが正しい対応だと考えたのです。確かにそうなのですが、私はこの相談メールを見たときに、単に病院を受診することを勧める以前に、「すごくつらいんですね」「気持ちがわかります」「私にもそういうことがあります」「でも、嫌な上司のことばかり考えるよりは、楽しいことを考えたほうがいいのでは」という思いのほうが大きくなっていたのです。病気を見つける、受診を勧めるということではなく、メールを通じてちょっとしたアドバイスをしてあげようと思ったのです。

今回スタートしたストレスチェック制度も同様で、チェックする医師が「僕は精神科医でもなければ心療内科医でもない」とか「専門分野が違う」と考えるのは間違いです。診断や治療ではなく、まして専門家が行うことでもないのです。専門家というのであれば、「産業医」という専門家として取り組むべきものだという意識を持ってほしいのです。

話を戻しましょう。八月五日に返事を出したところしばらく音信不通になり、約一カ月後に再びメールが送られてきました。時間は午後七時三十二分、やはり帰宅後に送信したようです。

こんばんは。職場の人間関係の悩みについてアドバイスをいただき、ありがとうございました。いただいたメールの中にあった「上司もストレスが貯まっていたのでしょう」という言葉にハッとさせられました。それまで「なんて嫌な性格なんだろう」としか考えていなかった私は一瞬ドキッとしてしまいました。そうか、彼女も同じ人間なんだ。責任の大きさは私の何十倍も重いし、ストレスも貯まるよね……と、目からうろこが落ちた思いでした。今までは自分のことしか考えていませんでした。あのあとは笑顔を取り戻し、仕事も頑張れるようになりました。最近はスポーツクラブに入り、会社の帰りにプールで泳いでいます。すごく気分爽快です。こんなことならもっと前から始めていればよかったと後悔しています。本当にありがとうございました。九月に入って厳しい残暑が続いていますが、どうかお体にお気を付けてください。

これを読んだ私は、何も考えずにすぐ返事を出しました。

とてもうれしいメールをありがとうございました。お役に立ててとてもうれしいです。

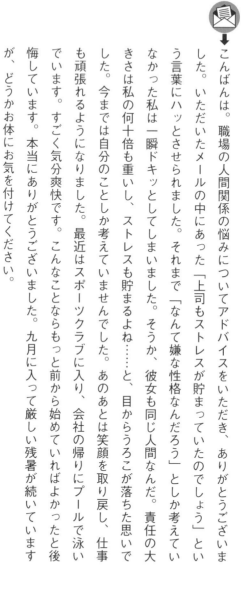

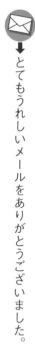

以来十年以上が経ちますが、これ以降メールのやり取りは一度もありません。

メール相談は手探りの状況でスタートしましたが、診断や治療ではなく、相談者の「つらい」という気持ちを受け止めて、返事を出すだけの関係を続けてきました。でも、このやり取りからもわかるように、私が何かをしたのではないのです。彼女が気づいたのです。私がしたことは、彼女が気づくきっかけをメールという手段でつくっただけのことなのです。

産業医としてできること、産業医だからできること

八万件に及ぶメール相談を続ける私にとって、大きな支えになっているのは、この活動は「診断でも治療でもない」ということです。ストレスチェック制度も同じだということを、特に産業医の皆さんにぜひ理解してほしいと思っています。治すのではなく聞いてあげること、それも精神科医や心療内科医としてではなく、「産業医」という専門家として話を聞いてあげることが重要なのです。労働者が倒れて初めて手を打つのではなく、労働者を倒れさせないために産業医は存在するのです。その存在意義を今一度思い直してほしいと思います。

産業医は職場の健康管理のスペシャリストです。そんな〝お医者さん〟が話を聞いてくれるということが、ストレスに苦しむ労働者にとってどれだけ大きな力になることでしょう。産業

医はその職場の状況をよく知っています。社員の顔色を見れば、それがうつ病なのか、あるいは単に不満を口走っているだけなのかの違いは、心療内科医でなくてもわかるものです。

最近は「血液検査のデータを見なければ」とか「画像診断の結果を見なければ」という医師も増えていますが、医療の原点はそうではないはずです。相手の話によく耳を傾け、必要に応じて体を見て、触って、病気の存在を探していくことが本来の医師の仕事です。

メール相談では視診と触診ができません。判断材料はメールの文面に限られます。一方、ストレスチェック制度は、医師がストレスに悩む人の面接までできます。しかも、一方的な診断ではなく、双方が話し合える、対話ができる、という強みまであるのです。面接から症状が重いと判断されれば、面接者が自分で治療するのではなく、病院を紹介し、専門医につなげればいいのです。そこまで重症でなければ、私がメール相談でそうするように、スポーツを勧める、趣味を持つことを勧める、仲間との付き合いを勧めることで、大きな改善が期待できます。これらはどれも、医師にとって決して難しいことではないはずです。

あくまで健康管理の一環としてのチェック制度であって、高い専門性を必要とする医療行為ではないということを、まずはしっかりと理解してほしいと思います。医師ならばできること、医師だからできることを、当たり前のようにやればいいだけのことなのです。

ストレスチェック制度が出来上がっていく過程で、紆余曲折がありました。最初に出された法案は廃案になりました。廃案になった理由の一つは、「うつ病を見つけることを目的にした」という点にあったのです。つまり、精神科医からは「質問票だけでうつ病かどうか判断するなんて無理だ」という反論があり、現場の産業医からは「自分は精神科医ではないからうつ病の診断や面談など無理だ」という声が上がったのです。そうこうするうちに衆議院は解散してしまい、法案は廃案になったのでした。

その点、今回成立したストレスチェック制度は、病気を見つけて治療することが目的ではありません。それどころか反対に、健康的な勤労生活を送るための足がかりとして出来上がった制度です。つまり、一次予防が主な目的であり、健康教育なのです。

もちろん、ストレスチェックによってうつ病などのメンタル不調者の早期発見・早期対応などの二次的予防の効果が出ることも期待されますが、制度としてはあくまで一次予防が主目的です。その点はぜひ心にとどめておく必要があります。

メールで相談してきた女性の例からもわかるように、一人で悩んでいるよりも、ちょっと医師に話を聞いてもらうだけで自分の中で気づくことができ、改善に向かうきっかけをつくることができるものなのです。こうしたメール相談の経験を重ねるにつれて、私は何としてもストレスチェック制度を定着させる必要がある、と考えるようになっていきました。

大切なことは、労働者が早い段階で自分のストレス状態に気づき、気軽に医師と話してアドバイスを受け、ストレス状態から脱する方向に向かうことなのです。

銀行員の妻からのメール相談

別の事例を紹介しましょう。これも十年以上前の事例ですが、やはり私にとって、ストレスチェック制度の必要性を裏付ける重要な存在となった事例です。

このメールは、ストレスを抱えている労働者本人ではなく、その妻からの相談です。深夜十一時過ぎに送信されています。

主人が帰ってきません。心配です。夫は銀行員です。以前も午後十時から十一時に帰ることが多かったのですが、人事異動があってからの帰宅時間は午前一時か二時。それでも翌朝七時には出かけて行く毎日になりました。土曜日も同じで、次第に平衡感覚を失い、つねに揺れているような感覚を持つようになっています。頭痛も慢性化し、他にも身体症状がいくつもあるようです。実は私の母も以前同じような症状を訴えていたところ、クモ膜下出血で命を落としてしまいました。発作の前に相談をしていた医師は「大丈夫」と言っていたのに……。母のことで、何かが起きてからでは遅いということを痛感しました。それだけに夫のことが心配なのですが、こうしたライフスタイルのため、病院に行く時間さえありません。日曜日はどこの病院もお休みです。このままでは夫も倒れてしまいます。どうすればいいのでしょう。

私は驚きました。銀行という業種は、こうしたことへのサポート体制が充実していると思っていたからです。それが土曜日まで朝帰りしなければならない状況だとは、本当に驚きを隠せませんでした。こんなことが許されるのでしょうか。私たち医師の労働環境も決していいとは言えません。どちらかといえば過酷な条件で働いている医師が多いことも事実ですが、このメールには驚かされました。

このメールの注目すべき点は、本人の訴えではなく、「妻が相談してきた」という点です。冒頭でも書きましたが、「自分も〝家族も〟会社も日本も元気にする」という私のモットーの原点はここにあります。家で待つ家族の心配は深刻です。会社への不信感が募るのも無理のないことです。

この事例をある医療機関での講演会で紹介したところ、こんな意見が出ました。

「労災病院は三百六十五日二十四時間診療しているのだから、この人の旦那さんも診てあげればいいいじゃないですか」

私が休日に出勤して診察するのは構いません。でも、おそらく日曜日にこの人の夫が救急外来を受診したとして、身体面の異常は多分見つからないだろうと思います。

「異常はないから大丈夫。でも無理はしないように」と帰されてしまうことでしょう。その結果「俺は大丈夫」「まだ頑張れる」と思い込んでしまうのです。倒れるまで異常は見つからない、倒れて初めて医療が対応する、というのが今の日本の医療提供体制です。でも、倒れてからでは遅いのです。

この点でも、ストレスチェック制度の有用性を私は感じます。

翌朝六時過ぎ、私はこのメールを読んで、すぐに返事を書きました。


メール拝見しました。こんなに遅くまで働かせている銀行が今の世の中にあるのか、と驚いた次第です。ご主人の頭痛や平衡感覚の障害は、体がご主人に「こんな生活ではいけませんよ」と教えてくれているサインです。今すぐにでも、生活を健康的なものにする努力と実行が必要です。どんな病気にもいえることですが、どれだけいい薬やいい病院があっても、一番大切なのは健康的な生活を自分自身で設計することです。クモ膜下出血の不安についても書かれていますが、ストレスが引き金になる危険性は十分にあります。無理な生活は万病のもとです。もし会社に産業医がいるならば、ぜひ相談されることをお勧めします。

日本の医療事情から考えると、この夫は倒れさえすれば、たとえそこが僻地だろうと無人島であろうと、社会がヘリコプターを飛ばしてでも助けようとしてくれるはずです。でも、倒れなければ「頑張れ」と言われるだけの社会でもあるのです。それでいいのでしょうか。

労働者と産業医の接点がない

この妻とのメールのやり取りは、この一回だけです。夫がその後どうなったのかはわかりません。でも、たった一回のやり取りから、私の頭の中では様々なストーリーが湧いてきます。最も理想的なストーリーとしては、私のメールを読んだ妻が夫に「お医者さんに相談してください」と伝え、産業医の面談を受ける、というものです。おそらくこの夫の話を聞いた産業医は驚くことでしょう。膨大な仕事量を抱える嘱託産業医の中には、こうした実態を把握する機会に恵まれない医師も少なくないからです。月に数時間の勤務の中で、これほど過酷な状況が自分の担当する企業で常態化していることを知るのは難しいでしょう。

病気になれば病院に行くので、産業医を受診することはありません。病気にならなければ頑張って仕事をするだけ。つまり、労働者と産業医との接点がないのです。だから産業医から見れば、「この会社の健康管理体制はよくできている」と、実態とはかけ離れた感想さえ持ってしまうのです。

長時間労働の調査にしても、正直にサービス残業の実情を回答する人などいません。管理職ならなおのこと、サービス残業を告白するケースなど皆無です。産業医が職場の労働実態を把握すること自体が困難なのです。

質問者の夫の話を聞いた産業医が、職場の管理者である支店長を呼んだとします。

「この人は大変な長時間労働をしているようですが、これはこの人だけのことですか。それとも職場全体がこうした状況なのですか」

支店長はニヤッと笑って、こう答えるでしょう。

「先生、この状況に耐えられる人間だけが銀行には残るんです。耐えられない人間はとうの昔にリストラされていますよ」

このときです。私は産業医にこう答えてほしいのです。

「こんなひどい会社の産業医など続けられない」

「責任を持って健康管理などできるわけがない」

「この労働環境を改善するつもりがないのなら、私は産業医を降ります」

倒れたら病院に行けばいい、倒れたら次の人間を雇えばいい、という考えがベースにある職場が、本気で健康管理などに取り組めるはずがありません。「倒れたら手当てをする」のではなく、「倒れないようにする」ことを考えるべきなのです。

倒れる人には予兆があります。それを的確に察知して、倒れないようにサポートすることが何より重要であり、そこで重要な役割を果たすのがストレスチェック制度なのです。

この夫は、妻が私に相談メールを送ってきた時点では病気ではありません。でも、健康でもないのです。健康な人と比べれば、病気になる確率は何倍も何十倍も高いことは明らかです。それがわかっている以上、救わない手はないはずです。ストレスチェック制度が実施されることで、こうしたケースが救われる確率は高まります。ぜひその意識を持って前向きに取り組んでください。

求められる「産業医ならでは」の対応

医療は多くの場合「過去」を見て語ります。倒れた人を前にして、「そんなひどい働き方をしていれば、倒れるのも無理はないですよ」と平気で言うのです。でも、それでは家族は納得できません。どれだけ高額の補償金が出ても、どれだけたくさんの見舞金が出たとしても、家族は納得できるものではないのです。健康な夫、健康な父親を返してほしいのです。だから「家族」に目を向ける必要があるのです。

残念ながら、日本の企業風土では今も「産業医にＳＯＳを出すこと」や「上司に助けを求めること」は悪であるという考えが支配的です。しかし、ストレスチェックで正直に回答し、「高ストレス者」と判定されれば、医師が事業者に改善指導を行い、労働環境が見直され、健康的な生活を取り戻せる可能性が高まるのです。ストレスで潰されかけている人が救われるのです。

従来は、会社にSOSを出すことは「仕事ができない」「会社に適していない」「協調性がない」と見なされることから、皆が我慢をしてきました。その結果、すべてとは言わないまでも何割かの人が体を壊し、倒れ、その人生に甚大なダメージを負ってきたのです。しかも、会社のために体を壊した人を、会社は「ダメな人間」「デキない人間」と蔑んできました。こんな理不尽な話はありません。

今回の法律では、自身の健康不安を引き起こすと思われる労働環境の不備を申し出ても、それを理由に就労上の不利益を被ることはない、という規定が設けられました。堂々とSOSを発信していいのです。

労働力を使い捨てにするのではなく、大切な労働資源として重視する企業は、対外的に高い評価を受けます。その評価をアシストするのがこの法律なのです。ストレスチェック制度を確実に実施し、労働者は正直に回答し、産業医など判定をする立場の人はその結果を的確に評価して、必要に応じて事業者に指導を勧告する、そして勧告された事業者は迅速に改善を実施する――という流れが確立すれば、労働環境は向上し、労働者の健康は保たれ、企業としての評価も高まっていくのです。

そのためにも、事業者には、この制度の実施を外部に丸投げしないでほしいと強く思います。ストレスチェックの判定は、何も精神科医や心療内科医でなければできないものではないのです。一般内科でも、医師としての経験と知識があればできることなのです。うつ病を見つけるとか、難しい精神疾患の診断をするわけではありません。健全な労働環境をつくり、労働者をサポートしようという制度です。外部の業者に任せきりにするのではなく、産業医が全社員の健康状態に目を行き届かせるための手段として、この制度を利用してほしいのです。

大手電器メーカー会社員の妻からのメール相談

もう一つメール相談の事例を紹介しましょう。これも労働者自身ではなく、その妻からの相談です。

そのチームでは一番の古株で、殺人的な労働時間です。徹夜残業は当たり前で、五日間も家に帰れなかったこともありました。平均実働時間は三百七十二時間。単純に考えて、一カ月の平均労働時間は百八十時間程度とされているのを考えると、その倍以上の二百時間近くの残業をしているということになります。ある年の六月に主人は失踪してしまいました。その後発見されたものの記憶がなく、精神科医を受診すると解離性障害と診断されました。今も仕事は忙しく、この状況が続くとまた失踪するのではないかと不安でなりません。妻としてどのように接したらいいのかがわからないのです。何かアドバイスをいただけないでしょうか。

メールの冒頭に「大手電器メーカー」「入社十八年目のサラリーマン」という情報が書かれてあり、これだけで大まかなバックグラウンドはわかります。しかし、言い換えれば「これしかわからない」と言うこともできます。この点、産業医であれば、会社のことも知っているし、目の前の労働者を見て、触って、直接話を聞くことができるわけで、メール相談の百倍以上の情報を得ることができます。それだけでもストレスチェック制度の有用さがわかると思います（図表20）。

このメールを読んだとき、私は「メール相談は役に立っているんだな」と、うれしくなりました。なぜなら、本来であればこの妻は、夫の会社にかけ合って、クレームをつければいいのです。でも、実際問題としてそれはしづらい。そこで私のメール相談に訴えてきたわけです。

メール相談で私が得られる情報量はわずかなものです。しかし、古株、大手電器メーカー、殺人的労働時間、徹夜作業が五日間、実働三百七十二時間――という言葉を見れば、誰もがそれだけで圧倒されるはずです。尋常でないことは確かです。

私が第三者として考えるのであれば、会社に直訴して、状況を改善してもらう以外に手はないでしょう。この相談者に「会社に直訴しなさい」と回答することもできるし、それで私の仕事は終わります。でも、おそらくそれは意味のない回答になることでしょう。相談者にそれができるなら、私に相談する前にやっているはずです。

そこで私はどう返事を出したのか――。一時間後に返信を出しました。

メール拝見しました。奥様として、多忙、過労のご主人をよく支えておられますね。立派です。さてあなたもご指摘のように、ご主人の労働実態は異常なほど過酷なものです。異常な状況で起こす症状（失踪）は、健康を守ろうとする自然な心・体の反応なのかもしれません。精神科医が解離性

図表20　相談ツールの比較

		面談	電話	電子メール
特徴	情報量	最多	中間	最小
	相談への抵抗感	最大	中間	最小
	アクセスの容易さ	最も困難	中間	最も容易
	同期性	同期性	同期性	非同期性
	言語	話し言葉	話し言葉	書き言葉
利点及び制約	空間的制約	あり	ない	ない
	時間的制約	あり	あり	ない
	費用対効果	低い	中間	高い
	セキュリティ	高い	中間	低い
	情報蓄積	低い	低い	高い
	面接者にとっての利便性	低い	中間	高い

（島悟、佐藤恵美）

障害と診断されたとのことですが、私もその判断は正しいと思います。そこで、あなたが奥様としてどうすればいいのか――とのご質問についてですが、とにかくご主人の話を聞いてあげてください。アドバイスをするよりも、聞くことです。たとえご主人の話が愚痴になったとしても、叱ったり意見したりせずに、聞いてあげてください。あなたが聞き役になることで、ご主人には「疲れたときには家に帰ればいい」「家に帰れば女房が受け止めてくれる」と考えるようになるはずです。それから、主治医の診察にはなるべくあなたも一緒に行くことをお勧めします。そして、あなたの心配事や不安についても一緒に尋ねるといいでしょう。その上で一カ月後、もう一度メールを下さい。あせらず、あきらめず、ですよ。

この返信の中に出てくる「解離性障害」について、簡単に説明しておきましょう。

解離性障害とは一種のヒステリーで、うつ病ではありません。ヒステリーは大きく身体症状と精神症状に二分されます。解離性障害はそのうち精神症状に分類されるもので、二重人格や記憶喪失などもこれに分類されます。身体症状には、体の一部（手や足など）が動かなくなる、失声、目が見えなくなるなどの症状があります。いずれも、ストレスから体を守ることを目的とした反応です。

その上で、この相談のポイントを探すと、次の点が浮かび上がります。「失踪」という強い症状が出ていること、そしてすでに医師を受診しているということです。妻としては、医療機関を受診しているのに帰ってこない夫を見て、「また失踪するのではないか」と不安になっているのです。ここで重要なのは、医療機関の受診を継続する姿勢をサポートし、主治医を信頼させ、妻自身も信頼することなのです。

さらに、「失踪」という行動に出る背景にも目を向ける必要があります。普通、会社で嫌なことがあれば、逃げ込む先は自宅です。多くの人にとって、最も安らげる場所は自分の家だからです。ところが、この質問者の夫のように、自宅ではない場所に逃げる人がいます。それはなぜなのでしょう。

私は「この夫は会社で寝泊まりしていたのではないか」と推理しました。そもそも、いくら何でも五日も連続して不眠不休で働かせる会社など、少なくとも日本にはありません。つまり、「この夫は、帰れるのに帰らなかったのではないか」と私は考えたのです。

私に相談メールを送ってくるくらいですから、彼女が夫を愛しているのは事実です。ただ、愛していながらも、二人きりになったときに口うるさいことを言ったり、やさしい言葉をかけたりしてあげられない人もいます。彼女はそんなタイプなのではないかと……。

夫は、家に帰ってもストレスを発散するどころか、奥さんから新たなストレスを上乗せされることを回避するため家に帰るのをためらい、ほとんど無意識的な行動として「失踪」という思いきった行動に出てしまうのです。
そうであるなら、夫が帰って来たときは、奥さんがやさしく接する、それもベタベタするのではなく、「話を聞く」「愚痴を聞く」という姿勢を貫くだけで、夫のストレスを大きく軽減することができます。少なくともすでに医療を受けていることは確かなので、それは継続させればいい。あとは妻の対応さえ変えれば、夫の抱えるストレスも大きく緩和されるはずです。
「一カ月後にまたメールを下さい」と書いたのに、翌日に返事が来ました。やはり、少々せっかちな性格なのでしょう。

山本先生、ありがとうございます。その通りですよ！　じつは失踪した当日、かなりきつい夫婦喧嘩をしていたんです。私は夫のことを思っているつもりでしたが、先生のメールを読んでやさしさが足りないことに気づきました。これからは大事に迎えようと思います。

結局、彼女とのやり取りはこのメールが最後になるのですが、ここから今回のストレスチェック制度の必要性が見て取れるのではないでしょうか。

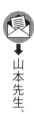

職場の陰に隠れて、家庭にストレス源がある場合も

ストレスチェック制度の主な舞台は「職場」です。労働行政の中につくられた制度なので、プライバシーに踏み込んだ対応はできません。そこに法律としての限界があるのです。

ただ、私たち医師が「臨床」という場面で考えるとき、プライベートな部分を完全に無視することは不可能です。労働者のストレスがすべて職場で起きているわけではありません。プライベートなことが原因となり、あるいは職場とプライベートの両方にまたがるようにしてストレスの元が存在することは珍しいことではありません。だからプライベートなこともきちんとチェックする必要が出てくるのです。

ストレスチェック制度では、この「プライベートな部分」のフォローアップができる場面が用意されています。それが「医師面接」です。

ペーパー上のストレスチェックは、「職場のストレス要因」「心身のストレス反応」「周囲からの支援」の三項目のチェックが最低条件とされていますが、病気の要因は必ずしもすべて職場にあるわけではありません。そこでこの制度では、ストレス反応が高い人に対して「医師による面接」という、プライベートな問題を洗い出すチャンスが与えられているのです。この制

度の重要なポイントといえるでしょう。

面接と言っても、決して難しい質問をするわけではありません。

「家で何か悩み事はありますか」

と、一言聞けばいいのです。

私がメールで労働者の相談を受ける、あるいは心療内科医が患者の相談を受けていても、確かに職場の問題が原因になっているストレスが多い半面、家庭にもストレス源があることが少なくありません。そして、この二つの要因が絡み合うことで悪循環に陥っていることが非常に多いのです。

職場で多少のストレスを抱えていても、家庭が平和ならストレスは吸収されるものです。だからこそ、家庭での問題にも目を向ける必要があります。医師による面接はそれだけ重要だということを理解してほしいのです。

ワーク・ライフ・バランスを重視する

ストレスチェック制度は、主に医師が行うという点に大きな意味があります。単に制度を履行するだけの目的で外部に丸投げしたのでは、制度本来の役割が果たせない危険性が出てきます。職場全体を把握し、従業員に近い存在である産業医が直接携わることで、受ける側には信頼感や安心感が醸成されるものなのです。

この制度は「プライバシーの保護」にとりわけ神経を尖らせています。だからこそ、医師に課されている「守秘義務」が効力を発揮するのです。

労働者のトータルな健康を考えるとき、「ワーク・ライフ・バランス」が何より重要になります。この制度が「ワーク」、つまり「労働」の部分に焦点を当てているのは事実ですが、だからといって「ライフ」、すなわち「日常生活」「家庭生活」を無視して、ストレスのない生活を取り戻すことは不可能なのです。とはいえ、仕事以外の問題（夫婦間、育児や教育、介護、貯蓄や借金、老後のことなど）を根掘り葉掘り聞けというわけではありません。たった一言でいいのです。

「家庭のことで心配事はありますか」

と尋ね、もし「ある」と答えたら、それがストレスの要因になっている可能性があることを判断材料の一つに加えればいいのです。そこから先の治療に当たるのは心療内科医や精神科医であって、ストレスチェックをする産業医ではありません。産業医は「橋渡し役」なのです。

この面談は、医師だからこそできるチェック作業、医師ならではのチェック作業だという意識を持って取り組んでほしいと思います。

第4章 ストレスチェックの上手な進め方

NIOSHの職業性ストレスモデル

図表21をご覧ください。米国の国立労働安全衛生研究所が作成した「ＮＩＯＳＨの職業性ストレスモデル」という指標です。これは現在、日本を含む世界中のメンタルヘルスの関係者が、労働者のストレスチェックをする際に用いる標準化されたモノサシです。

この図からもわかるように、職場で発生するストレス要因に「個人の要因」「仕事以外のストレス」「緩衝要因」が複雑に絡み合って急性ストレス反応（症状）が出て、疾病へとつながっていく流れが見て取れます。同時に、病気を予防するには職場のストレス軽減に努める必要性があることがわかります。

図表21　NIOSHの職業性ストレスモデル

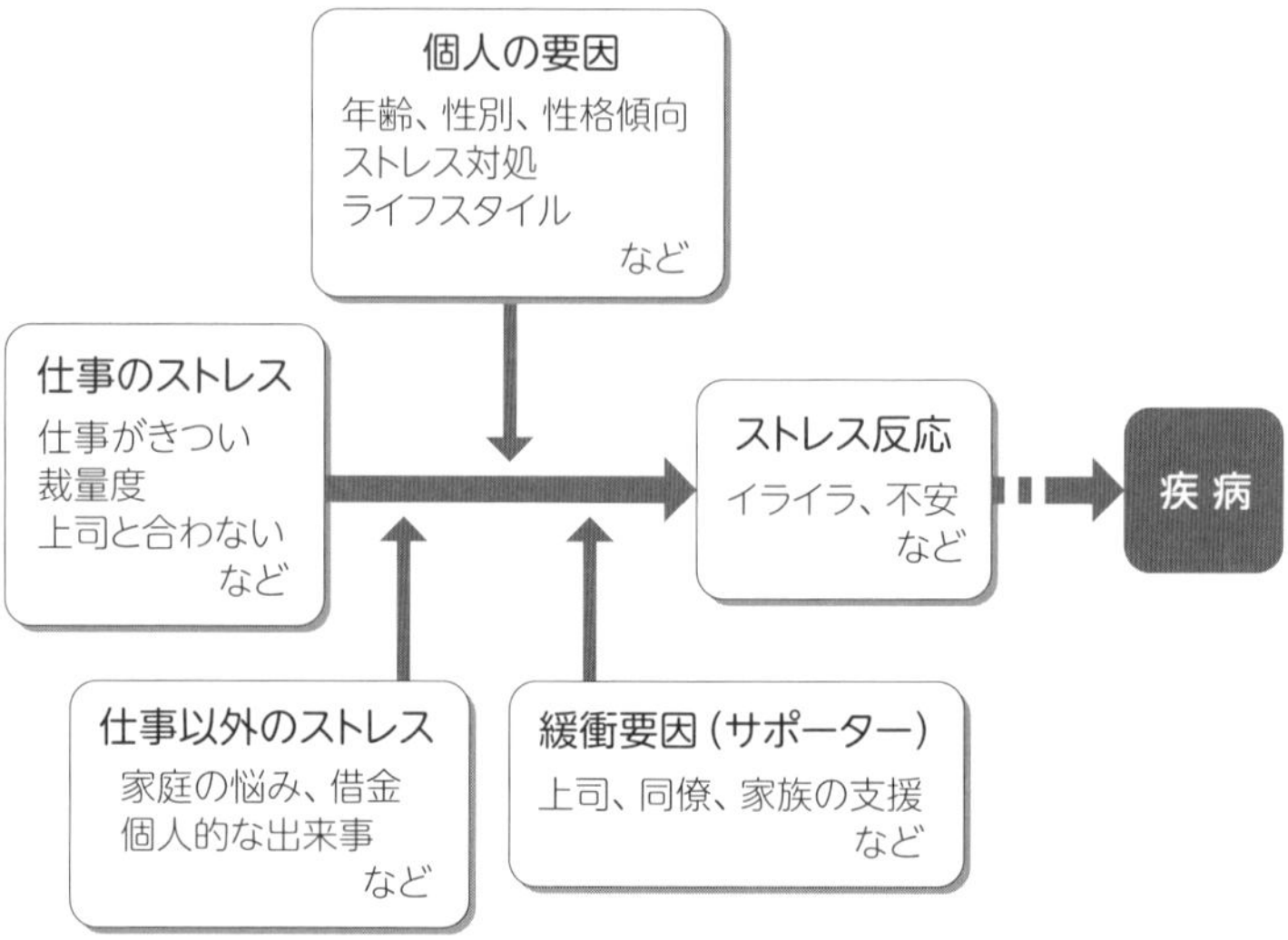

ストレスチェック制度には、「職場のストレス」「ストレス反応」についてのチェック項目が含まれていますが、このほかに、上司や同僚といった「周囲からの支援（職場のサポート）」

についてもチェックします。「上司はどのくらい頼りになるか」「個人的な問題を相談したらどのくらいきいてくれるか」などがこれに当たります。家族の支援についてはチェック項目に入れてもいいし、入れなくてもいいとされています。職場のストレスによってストレス反応が高いと判断された場合、職場の労働環境を改善することでストレスを軽減し、病気予防につなげる――という「一次予防」が制度の柱になっているのです。

ストレスチェック制度の目的

ストレスチェック制度は、一人ひとりの労働者のストレス状態を調べる検査です。労働者が書き込んだ回答を集計して分析し、回答者が自分のストレス状況を知ると同時に、事業場として「集団のストレス状況」を把握することまでを目的としています。

ストレスチェックの目的は、大きく次の五点に集約されます。

- 労働者自身が自分のストレスを知り、貯め過ぎないよう対処する
- 医師による面接を受けて助言をもらう
- 事業者に仕事量の軽減などの措置を実施してもらう

・職場環境の改善につなげる
・「うつ」などのメンタルヘルス不調を予防する

ストレスチェック制度は、労働安全衛生法の改正によって義務化された制度ですが、これは事業者に対する義務化であって労働者への義務化ではないということを理解してください。労働者にとっては「知られたくない」と思うこともあります。これを無理に行うことで、真実ではないこと、つまり「嘘」を書かれる危険性もあるのです。そのことで、その労働者や集団を評価してしまうと、大きな間違いを引き起こすことにもなりかねません。

ストレスチェック制度の質問票

図表22は、ストレスチェックの項目（調査票）として厚生労働省が推奨している「職業性ストレス簡易調査票」（57項目）です。最初に仕事の量に対する問いがありますが、いかがでしょう。一問目も二問目も、私などは間違いなく「そうだ」を選ぶことになります。

この調子で正直に回答していくと、自動的に「高ストレス者」の判定を受けることになりそうですが、必ずしもそうとは限りません。実際には単に仕事の要領が悪いだけの人もいるので、この回答だけを見て判断するのは早計なのです。あくまで総合的に見ていくための「手がかり」として利用するという認識を忘れないことが大切です。

最近一カ月の心身の状態を問う欄（B）には、1から18までは「心の症状」について、19から29までは「体の症状」についての質問が並んでいます。ストレス症状は心と体の両面に表れるので、このような質問になっているのです。

ここで注意していただきたいことは、「1．活気がわいてくる」「2．元気がいっぱいだ」「3．生き生きする」の点数が逆になっていることです。29項目の合計点が77点以上の場合には高ストレス状態と自覚したほうがいいでしょう。

また、すでに触れた通り、この制度では上司や同僚のサポート体制を確認することが求められていますが、それに関連した項目がCです。

これらの問いに正直に回答してもらいますが、ここまではペーパテストのようなもので、回答者に委ねるだけ。その回答結果を解析し、「高ストレス者」と判定されたときに、初めて医師として、臨床家としての役割が求められることになるのです。それが「面接」です。

面接では、仕事以外の部分にストレッサーがあるか否かを、会話の中から探していきます。とはいえ、決して高度な技術を必要とするものではありません。要は労働者自身に自分のストレス状況を把握してもらい、それを解消するための助言をしてあげればいいのです。

面接の前にあらかじめ「面接指導自己チェック表」（**図表23**）を記入してもらっていると、

15. 物事に集中できない	1	2	3	4
16. 気分が晴れない	1	2	3	4
17. 仕事が手につかない	1	2	3	4
18. 悲しいと感じる	1	2	3	4
19. めまいがする	1	2	3	4
20. 体のふしぶしが痛む	1	2	3	4
21. 頭が重かったり頭痛がする	1	2	3	4
22. 首筋や肩がこる	1	2	3	4
23. 腰が痛い	1	2	3	4
24. 目が疲れる	1	2	3	4
25. 動悸や息切れがする	1	2	3	4
26. 胃腸の具合が悪い	1	2	3	4
27. 食欲がない	1	2	3	4
28. 便秘や下痢をする	1	2	3	4
29. よく眠れない	1	2	3	4
				Bの合計　　点

C　あなたの周りの方々についてうかがいます。最もあてはまるものに○を付けてください。				
	非常に	かなり	多少	全くない
次の人たちはどのくらい気軽に話ができますか?				
1. 上司	1	2	3	4
2. 職場の同僚	1	2	3	4
3. 配偶者、家族、友人等	1	2	3	4
あなたが困った時、次の人たちはどのくらい頼りになりますか?				
4. 上司	1	2	3	4
5. 職場の同僚	1	2	3	4
6. 配偶者、家族、友人等	1	2	3	4
あなたの個人的な問題を相談したら、次の人たちはどのくらいきいてくれますか?				
7. 上司	1	2	3	4
8. 職場の同僚	1	2	3	4
9. 配偶者、家族、友人等	1	2	3	4
				Cの合計　　点

D　満足度について				
	満足	まあ満足	やや不満足	不満足
1. 仕事に満足だ	1	2	3	4
2. 家庭生活に満足だ	1	2	3	4
				Dの合計　　点

図表22　職業性ストレス簡易調査票（57項目）

A　あなたの仕事についてうかがいます。最もあてはまるものに○を付けてください。				
	そうだ	まあそうだ	ややちがう	ちがう
1. 非常にたくさんの仕事をしなければならない	4	3	2	1
2. 時間内に仕事が処理しきれない	4	3	2	1
3. 一生懸命働かなければならない	4	3	2	1
4. かなり注意を集中する必要がある	4	3	2	1
5. 高度の知識や技術が必要なむずかしい仕事だ	4	3	2	1
6. 勤務時間中はいつも仕事のことを考えていなければならない	4	3	2	1
7. からだを大変よく使う仕事だ	4	3	2	1
8. 自分のペースで仕事ができる	1	2	3	4
9. 自分で仕事の順番・やり方を決めることができる	1	2	3	4
10. 職場の仕事の方針に自分の意見を反映できる	1	2	3	4
11. 自分の技能や知識を仕事で使うことが少ない	4	3	2	1
12. 私の部署内で意見のくい違いがある	4	3	2	1
13. 私の部署と他の部署とはうまが合わない	4	3	2	1
14. 私の職場の雰囲気は友好的である	1	2	3	4
15. 私の職場の作業環境（騒音、照明、温度、換気など）はよくない	4	3	2	1
16. 仕事の内容は自分にあっている	1	2	3	4
17. 働きがいのある仕事だ	1	2	3	4
			Aの合計	点

B　最近1か月間のあなたの状態についてうかがいます。最もあてはまるものに○を付けてください。				
	ほとんどなかった	ときどきあった	しばしばあった	ほとんどいつもあった
1. 活気がわいてくる	4	3	2	1
2. 元気がいっぱいだ	4	3	2	1
3. 生き生きする	4	3	2	1
4. 怒りを感じる	1	2	3	4
5. 内心腹立たしい	1	2	3	4
6. イライラしている	1	2	3	4
7. ひどく疲れた	1	2	3	4
8. へとへとだ	1	2	3	4
9. だるい	1	2	3	4
10. 気がはりつめている	1	2	3	4
11. 不安だ	1	2	3	4
12. 落着かない	1	2	3	4
13. ゆううつだ	1	2	3	4
14. 何をするのも面倒だ	1	2	3	4

図表23　面接指導自己チェック表（例）

仕事の過重性・ストレスについて（該当項目をチェックしてください）				
	そうだ	まあそうだ	やや違う	違う
1）労働時間（残業時間）が長い	□	□	□	□
2）不規則勤務である	□	□	□	□
3）拘束時間の長い勤務である	□	□	□	□
4）出張が多い業務である	□	□	□	□
5）交替勤務が多い	□	□	□	□
6）深夜勤務が多い	□	□	□	□
7）人間関係のストレスが多い業務である	□	□	□	□
8）作業環境について	□	□	□	□
温度環境がよくない	□	□	□	□
騒音が大きい	□	□	□	□
9）精神的緊張性の高い業務である	□	□	□	□
自分または他人に対し危険度の高い業務	□	□	□	□
過大なノルマのある業務	□	□	□	□
達成期限が短く限られている業務	□	□	□	□
トラブル・紛争処理業務	□	□	□	□
周囲の支援のない業務	□	□	□	□
困難な新規・立て直し業務	□	□	□	□
業務に関連しないストレスについて（家庭問題等）				
□低い　□高い				

ストレス要因が明確になり、面接がスムーズに運びます。

ストレスの根源が職場側にあると思われたら、事業者に対して仕事量の軽減や職場環境の改善を指示することになります。

ストレスチェック制度の実施手順

図表24は、厚生労働省が示している「ストレスチェック制度の実施手順」です。これに沿って実際にストレスチェック制度を実施する手続きの流れを見ていきましょう。

(1) 社内ルールの策定と衛生委員会の設置

大前提として、事業所あるいは企業としての社内ルールの策定が必要です(**図表25**は、企業で策定する実施計画の一例)。

まず、対象となる全職員に対して、ストレスチェック制度を「社内規定」として行うことを通知します。通知の方法は事業者に任されていますが、通知漏れのないよう、慎重に行う必要があります。その際に、この制度は任意で行われるものではなく、労働安全衛生法という法律に基づいて行われる、公的色彩の強い制度であることをきちんと伝えましょう。

図表24　ストレスチェックの実施手順

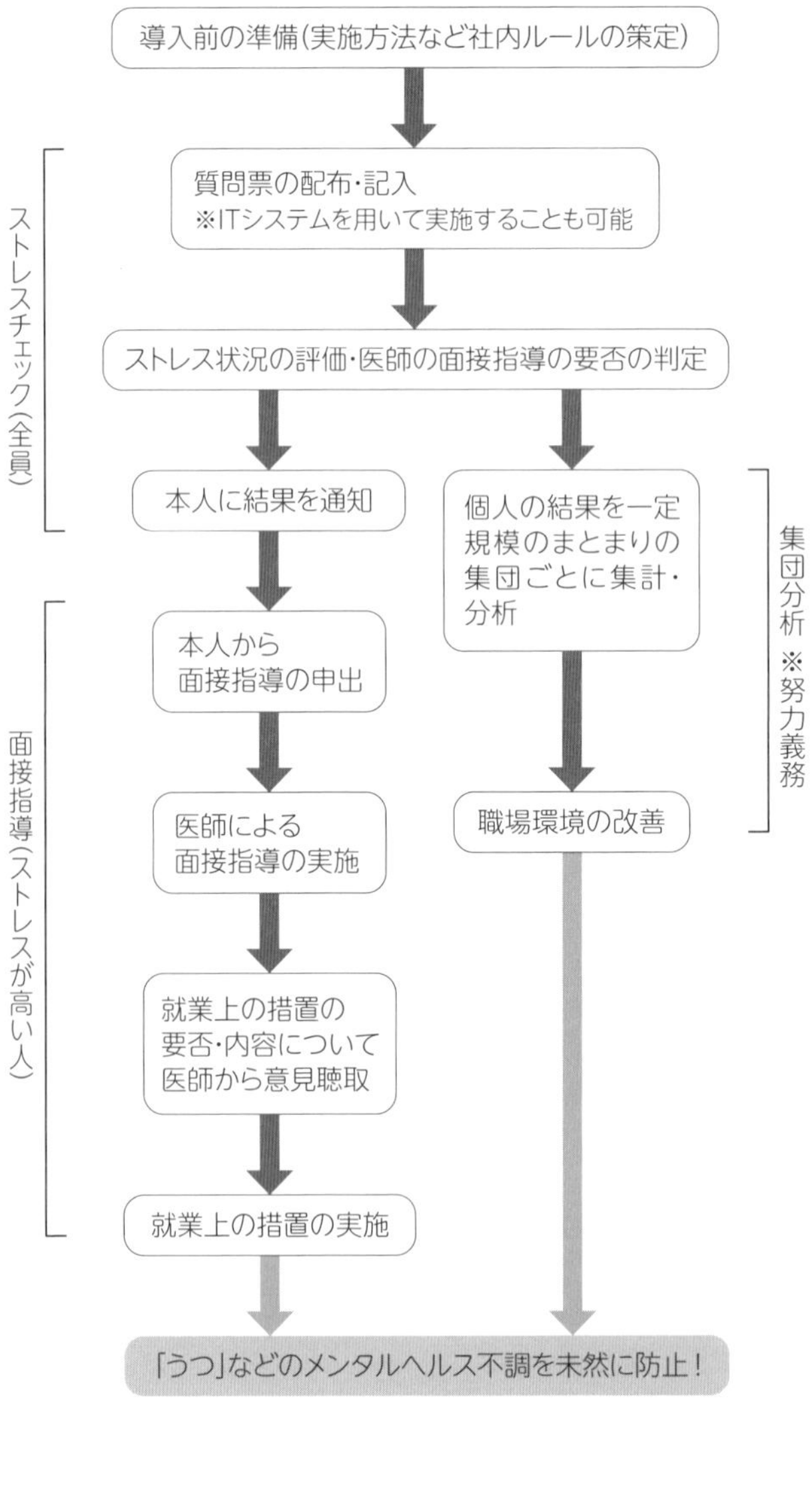

社内ルールの策定を、誰が、どこで行うのか——という問題が出てきますが、これも法律の上では特に規定がされていません。ただ、一人の担当者に責任を押しつけて、担当者の独断で行うという性格のものでもありません。「衛生委員会」という組織を作り、ここで話し合い

図表25　ストレスチェック実施計画（例）

事業場における心の健康づくり計画及びストレスチェック実施計画（例）

1．心の健康づくり活動方針

（1）位置づけ

本計画は、当社規則「安全衛生管理規則」に基づき、厚生労働省「労働者の心の健康の保持増進のための指針」等に従って、当社の心の健康づくり活動ならびに労働者の心理的な負担の程度を把握するための検査（以下、ストレスチェック）の具体的推進方法を定め、もって従業員の心の健康づくり及び活気のある職場づくりに取り組むためのものである。

（2）心の健康づくりの目標

従業員の心の健康は、従業員とその家族の幸福な生活のために、また事業場の生産性及び活気のある職場づくりのために重要な課題であることを認識し、メンタルヘルス不調への対応だけでなく、職場でのコミュニケーションの活性化などを含めた広い意味での心の健康づくりに取り組む。

具体的には以下の目標を平成○○年までの○年間に達成する。

①管理監督者を含む従業員全員が心の健康問題について理解し、心の健康づくりにおけるそれぞれの役割を果たせるようになる。
②円滑なコミュニケーションの推進により活気ある職場づくりを行う。
③管理監督者を含む従業員全員の心の健康問題を発生させない。

（3）推進体制

従業員、管理監督者、事業場内産業保健スタッフ（産業医、事業場内メンタルヘルス推進担当者等）、人事労務部門、外部機関がそれぞれの役割を果たす。

（4）推進事項

[以下略]

を持ち、ここが主体となってストレスチェックを実施していくべきでしょう。

事業所によっては衛生委員会を置いていないところもありますが、この機会に設置することを強く推奨します。これは、「一人の担当者にしわ寄せが行かないようにする」ためだけでなく、「企業として、事業所として取り組む」という姿勢を鮮明にする上でも重要なことなのです。

ストレスチェック制度を実施するにあたって、衛生委員会であらかじめ話し合っておくべき項目としては、次のことが考えられます。

①ストレスチェックを誰に実施させるのか
②ストレスチェックはいつ実施するのか
③どんな質問票を使ってストレスチェックを実施するのか
④どんな方法で高ストレス者を選ぶのか
⑤面接指導の申し出は誰にすればいいのか
⑥面接指導はどの医師に依頼するのか
⑦集団分析はどんな方法で行うのか
⑧ストレスチェックの結果は、誰が、どこに保存するのか

(2) ストレスチェックの役割分担

一方で、ストレスチェック制度を実施する側の体制や役割分担を決める必要性も出てきます。これも法律の上での定めは特になく、各事業所に任されていますが、理想的な形としては次のようなものが考えられます。

- 制度全体の担当者……事業所において、制度の計画づくりや進捗状況を把握、管理する者
- ストレスチェックの実施者……ストレスチェックを実施する者（医師、保健師、一定の研修を受けた看護師、精神保健福祉士の中から選ぶ。外部委託も可）
- ストレスチェックの実施事務従事者……実施者の補助をする者（質問票の回収、データ入力、結果送付など、個人情報を取り扱う業務を担当。外部委託も可）
- 面接指導を担当する医師

ストレスチェックの実施者と実施事務従事者は、法律の上では外部委託することも可能ですが、最小限にとどめ、ストレスチェック制度は「会社として、事業所として取り組んでいく」という姿勢を鮮明にすることが基本です。すべてを丸投げにすることはできません。あくまで事業所が中心となり、必要な部分に限って外部業者と話し合いながら進めていくというスタンスを堅持することが重要です。

もちろん事業所ごとの事情によっては社内でスタッフをそろえることが難しいケースもある

でしょう。そんな場合でも、最低限、事業所内に責任部門や責任者を置く必要があります。「ストレスチェックの実施者」に関しては、法律上は「医師、保健師、一定の研修を受けた看護師、精神保健福祉士」とされていますが、理想を言えば、その事業所の産業医が実施すべきです。なぜなら、健康管理の総責任者は産業医だからです。

(3) ストレスチェックの実施

その上で、実際のストレスチェックが行われます。質問票を配布し、労働者一人ひとりに回答を記入してもらい、回収します。質問票の調達は事業所ごとの裁量に任されています。質問内容も任意ですが、

- 「職場のストレス要因」に関する質問項目
- 「心身のストレス反応」に関する質問項目
- 「周囲からの支援(サポート)」に関する質問項目

の三領域が含まれていなければなりません。

国が推奨する質問票は、厚生労働省が作成した「職業性ストレス簡易調査票」(85頁)で、同省のホームページから無料でダウンロードできます。この質問票には五十七項目のものと

二十三項目のものの二種類があり、どちらもストレスチェック制度の実施に適した内容となっています（回答時間は3～5分程度）。質問への回答はＩＴシステムを用いてオンラインで行うことも可能です。

回収した質問票を採点、解析し、結果を回答者に戻します。回収は「実施者」か「実施事務従事者」が行い、入力後の質問票が第三者や人事権を持つ者の目に触れないよう厳重に管理する必要があります。

（4）結果の評価

回収した質問票を採点し、回答者個人のストレス状況を評価します。これは実施者が担当し、その結果「高ストレス者」と判定された労働者の中から面接が必要と思われる対象を選定します。選定基準としては、自覚症状が高い者、自覚症状があってストレスの原因や周囲のサポート状況が芳しくないと思われる者をピックアップすることが重要です。これは、その事業所の実情を把握している産業医であれば、決して難しいことではないはずです。

（5）結果の通知

ストレスチェックの結果は、その内容に関係なく回答したすべての労働者に返却されます。

ここで重要なこととして、結果の返却先は労働者のみであって、企業に戻すことは許されていません。事業者がストレスチェックの結果を把握できるのは、「高ストレス者」と判定され、医師面接を申し出た人の場合に限られます。

データ入力を終えた質問票の元本は、実施者か実施事務従事者が厳重に保管します。企業内の鍵付きキャビネットやサーバー内に保管する場合は、その鍵やパスワードは、実施者か実施事務従事者が管理することになります。

(6) 面接指導の実施

採点の結果、「高ストレス者」と判定された回答者には、医師の面接指導を受けることができることを伝え、本人からの申し出があった場合に面接を行うことになります。あくまで「本人の申し出」があることが前提で、本人の希望なしに医師や事業者が強制的に面接を受けさせることはできません。

高ストレスであることの危険性、面接を受けることで得られる健康上のメリット、さらには面接を受けることで社内人事上の不利益が及ぶことが絶対にないことを正確に伝え、できる限り面接を受ける方向で話をすることが重要です。

面接実施の申し出があった場合は、速やかに医師による面接が行われます。労働者からの面接指導の申し出は「結果通知」から一カ月以内、また、面接指導の実施は「申し出」からやはり一カ月以内に実施することが望ましいでしょう。

面接を行う場所は衛生委員会で決めることになります。面接指導を受ける労働者と面接を担当する医師が、外から会話を聞かれることなく、落ち着いて話ができる部屋であれば、どこでも構いません。大規模な事業場であれば健康管理室や医務室を利用することができますが、事業場によっては、部屋の配置の関係で、応接室や会議室などを利用することもあります。今その部屋で面接指導が行われていることが他の労働者にわかってしまうケースが出てくる可能性もあり、苦慮している企業もあるようです。しかし私は、そこに必要以上に神経質になる必要はないと思います。もちろん、労働者のプライバシーは最大限に尊重されるべきですが、面接指導と言っても、通常の健診でも糖尿病や生活習慣病に関する面接指導が行われることもあるので、それと同様に考えればいいのです。

それより重要なことは、ストレスチェック制度の面接指導を受けることを「悪いこと」と捉えるような風潮にしないことです。面接指導を受ける人は悪いことをしたわけでも仕事をさぼっているわけでもなく、他の誰よりも頑張っている人なのです。このことを全社的に共通認識とするように努力することが先決です。

そう考えれば、誰にも知られないようにコソコソと面接をするのではなく、もっとオープンにしていいし、すべきではないかな、と個人的には思っています（面接内容をオープンにするのではなく、面接を実施することを隠す必要がない、ということです）。

面接の際の具体的な質問内容はあとで触れますが、特に高度で専門性の高い質問を考える必要はありません。どんな悩みを抱えているのか、それは会社でのことなのか、プライベートなことなのか、あるいは双方にまたがっている悩みなのか、健康面で不安はないか、日常生活で困っていることはないか、といった話題をざっくばらんに話してもらうように進めていきます。

私の友人にさいたま市で開業している飯島克己先生という医師がいますが、その先生が実践している「雑談療法」というアプローチがあります。これは、患者と医師が世間話をする中で、医師が雑談をしながらも医療的な目を向けることで治療に役立てていくというテクニックです。もちろんこれは非常に高度な技術を要するものですが、患者が「治療」という雰囲気を意識せずに会話をすることで、それが真実を手繰り寄せていくきっかけになるということはあるものなのです。

気をつけたい点としては、取り調べや事情聴取のような雰囲気にはしないことです。また「医師と患者」という関係性にもしないように注意しましょう。面接指導は病気を見つける診察でも、悪事を暴く取り調べでもないのです。あくまで「ストレスチェックの結果をお互いに理解し合うこと」を目的とした会話なのです。「話してください」ではなく、「お話を聞かせてください」という姿勢で臨むことをお勧めします。

面接指導に来るということは、「高ストレス者」と判定されているからであって、心身の不調が認められていることを意味します。不調は病気ではありません。でも、病気を引き起こす可能性はあります。今ある不調を改善する方向に向けることで、病気を未然に防ぐことが、この面接指導の目的なのです。

面接の中でストレスの元が職場にあることがわかれば、事業者に改善を求めます。逆に、職場に大きな問題がないようであれば、個人的なストレスに対する耐性の問題や、職場以外でのストレスが関連していることもあるので、話の内容はとても幅広いものになることが考えられます。面接をする医師の側としては、最初から「職場に問題があるのだろう」と決めてかかるのは危険です。労働者が自由に話せるよう、「聴き手」に徹することが大切です。

(7) 面接での質問内容

医療者を対象にストレスチェック制度に関する講演会を行うと、最も多く出る質問が「面接指導ではどう対応すればいいのか」「どんな質問をすればいいのか」というものです。この本でも繰り返し述べている通り、この制度における面接指導は「治療」ではありません。あくまでストレッサーを洗い出すための「手がかり」を見つけることが目的なのです。そのことをまず認識する必要があるでしょう。

　ストレスチェックの質問票の結果から「高ストレス者」と判定されているので、その労働者が何らかのストレッサーに強い影響を受けていることは事実です。まずはそのこと、つまり「あなたは今、強いストレスを受けているのですよ」ということを認識してもらうことが最も重要なポイントなのです。

　その上で、どんなことがストレスになっているのかを聞き出していきましょう。

　質問の手法には「クローズド・クエスチョン」と「オープン・クエスチョン」の二通りがあります。1と2の選択肢を提示して「どちらですか」と尋ねるのがクローズド・クエスチョン。一方、「△△についてどう思いますか」と、自由な回答を求める質問がオープン・クエスチョン。ストレスチェックの面接指導における質問は「オープン・クエスチョン」で尋ねます。つまり、相手に自由に語ってもらうのです。

　会社のことであれば、仕事は楽しいか、自分に合っていると思うか、仕事量は多過ぎないか、残業が苦になっていないか、上司や同僚はサポートしてくれるか、悩みを相談する仲間はいるか、といった「大まかな質問」をして、相手には思いつく限りのことを話してもらうのです。このとき、職場のことだけにとらわれず、家庭のことや個人的なことにも話題を広げることが重要です。

すでに触れた通り、ストレスは会社だけで起きるものではなく、家庭やプライベートな面からも発生し、それらが複雑に絡み合うことでストレス症状は悪化していきます。「夫婦関係はうまくいっていますか」「子供のことで悩みはないですか」「ご両親の介護などが負担になっていませんか」「あなた自身の健康に不安はありませんか」といった質問を織り交ぜて、総合的にストレッサーを見つけるようにしていきましょう。

すでに労働者はストレスチェックを受けているので、その回答を見ながらの質問も意味のあるものとなります。

「『非常にたくさんの仕事をしなければならない』という項目にチェックしていますが、どのくらいの仕事量なのですか」

と尋ねれば、相手も具体的な話がしやすくなります。

面接指導の場で確認しておきたい項目は、対象となる労働者によって異なってきますが、最低限押さえておきたい点としては「睡眠の状況」と「食欲」があります。これはストレスに関連する状況把握の上で欠かせない情報であると同時に、医師として健康状態を見ていく上での「とっかかり」としても役立つ質問です。

「睡眠とメンタルヘルス」の関係については46頁にすでに書きましたので参考にしてください。また、食欲がないという場合は、ストレスによるものなのか、あるいは他の消化器疾患がないかを検証していく必要が出てきます。ストレスだけでは説明がつかないような症状がある場合は、速やかにそれぞれの専門医への受診を勧め、必要に応じて医療連携を取ることも考えるべきです。

つまり、ストレスチェック制度で面接を行う医師は、単なる面接者で終わるのではなく、状況に応じて素早くプライマリケア医に変身する必要があるということを、つねに意識しておくべきです。

食欲や睡眠以外でも、ストレスチェックの回答で引っかかっている項目については一通り尋ねておくことが重要です。なぜその回答に至ったのか、問い詰めるのではなく、一緒に考える姿勢で話してもらいましょう。

また、それ以外にも「社会的健康」に関連することとして、次のような質問を用意しておくといいでしょう。

- 仕事が楽しいと感じますか
- 周囲といい関係ができていますか
- 周囲の人たちに役に立っていると思いますか
- 仕事や日々の活動に「やりがい」「生きがい」を感じますか
- 仕事以外のことに「楽しみ」はありますか

・自分の存在意義を感じますか

これらの質問の中には、「やりがい」「働きがい」など、人事考課に関連しかねないデリケートな質問も含まれてくるので、面接の冒頭でもう一度、「この面接の中であなたが話したことは、決して人事担当者に伝わることはない」と念を押してから質問するといいでしょう。

社会的健康が備わっていないと、「仕事」が「死事」になってしまいます。でも、本来「仕事」は「志事」でなければならないのです。そのことを面接の中でさりげなく伝えてあげてください。

面接指導において、実施する側に一番強く求められる姿勢は「傾聴」です。自分の意見を押し付けるのではなく、なるべく相手に、自由に話をさせてあげてください。相手が何かを言えば、それに対して自分の意見を言うのではなく、おうむ返しで答えるのです。

「忙しすぎて、自分が今何をしているのかわからなくなることがあるんです」

「なるほど。自分が何をしているのかがわからなくなるほど忙しいんですね」

不思議に思うかもしれませんが、たったこれだけのことで、ストレスに押し潰されそうになっている人は気分が楽になるものなのです。相手に寄り添う姿勢を保ち、自由に話せる雰囲気づくりに力を入れてあげてください。

コラム

三つの「きく」

パソコンやスマートフォンの普及により、私たちは日常生活の中で「対話」「会話」をする機会が激減しています。そのため、あらためて面接をしようとしたとき、どうすれば相手の話を引き出せるのかに苦慮する場面も出てくるようになってきました。

面接指導に限らず、相手から話を引き出すときに最も大事なことは、話を聞く側の姿勢です。繰り返し書いてきた通り、ストレスチェック制度の面接指導においては、「問いただす」という姿勢は避けるべきで、相手の話に耳を傾ける「傾聴」が求められます。

メンタルヘルスの分野では、人の話を聞くときに、三つの「きく」を使い分けることが重要だといわれます。その三つの「きく」とは、「聞く（hear）」「聴く（listen）」「訊く（ask）」です。この中で、ストレスチェックの面接指導で最も重要になるのが「聴く（listen）」です。

この「聴」という漢字には、耳・目・心の三文字が組み込まれていますが、傾聴をする上では、耳と目と心を使って相手の気持ちを感じ取ることが重要になります。相手の目を見て、耳を傾け、心を開いて、話を聞いてあげてください。

(8) ストレス症状の確認

面接の中では、その人が感じているストレス症状についても確認していきます。

ストレッサーの影響でストレス状態に陥ることを「急性ストレス反応」と呼び、「体の症状」「心の症状」「行動の異常」としてあらわれます。このいずれかの症状が出て悩んでいることは、本人がストレスチェックの質問で答えているので、そこに気を使いすぎる必要はありません。「ストレスを感じたときにどんな症状が出るのですか」と単刀直入に尋ねればいいのです。

すでに述べた通り、特に聞いておきたいのは「食欲」と「睡眠」です。「きちんと食べていますか」「よく眠れていますか」と尋ね、例えば朝食を摂っていなければ、朝食をきちんと摂るだけでもストレスへの対応は大きく違ってくるということをアドバイスしましょう。

一方で、何でもストレスのせいにするのは危険です。ストレス症状の陰に重大な疾患が潜んでいる危険性もあるからです。体の症状を尋ねて「頭が痛い」「胸が痛い」という回答があれば、そのときは臨床医として対処してください。頭痛を訴えるなら神経内科や脳神経外科での検査を勧め、胸の痛みがあるなら心電図で異常はなかったかを確認するなど、医師ならではのアドバイスをしましょう。健康診断の結果を面接のときに参照することの意義がここにあるのです。

「行動の異常」については、「酒やタバコの量が増えていないか」「会社を休む回数が増えていないか」などの質問をしていくことで、ストレッサーが浮き彫りになることが少なくありません。面接の前に、出勤表などに目を通しておくことも有益です。

職場以外の「個人的なストレス」も意外に多いものです。遺伝や体質、素因については変えることはできませんが、ライフスタイル、サポーターといったことを見直すことで現状を改善することは可能です。ストレスを解消する方法を知っているか、実践しているかを確認しましょう。具体的なストレス発散法として、趣味や運動習慣の有無を尋ねることは有益です。ただ、むやみにこれを勧めるのは危険です。うつの人に運動を無理強いすることは避けたほうがいいでしょう。

ストレスチェック制度における面接指導は、病気を治すことが目的の「治療」ではありません。目的は、このまま放置していいか、あるいは、きちんと対処すべきなのかを判断することです。受け答えから「どう見ても心が疲弊している」と感じたり、見るからに「精神的にまいっている」と感じたら、メンタルヘルスの専門医に紹介すればいいのです。「私は外科医だから専門外」とか「耳鼻咽喉科医に精神疾患はわからない」と逃げるのではなく、産業医として自信を持って取り組んでほしいと思います。

なお、一人の面接指導にかける時間は、対象となる労働者の状態によっても異なりますが、概ね二十～三十分前後と考えていいでしょう。医師の側が面接に慣れてくれば、さらに時間を短縮することも可能です。

(9) サポーターの確認

ストレスチェックの面接指導の中で、ぜひ確認してほしいことの一つに「サポーターの存在の有無」があります。サポーターというと、近年ではサッカーなどのチームを応援するファンのことを指すことが多いと思いますが、ストレスチェックの場では「支援者」を指します。筑波大学名誉教授の宗像恒次氏は、このサポーターを次のように分類しています。

① 経済的サポーター(マネーの提供)
- 金銭的な援助をしてくれる人
- 経済的に困ったときに援助してくれる人
- 仕事の援助、補助をしてくれる人
- 打算的にもなるが、とにかくありがたい存在の人

② 精神的サポーター(タイムの提供)
- 一緒にいると安心でき、心落ち着く人
- 会うのが楽しみな人

・喜びや悲しみを共有し、共感してくれる人
・悩み困ったときに相談に乗ってくれる人
・気持ちが通じ、気持ちを敏感に察してくれる人
・将来のことなどを話し合える人
・信頼し、愛情を抱ける人

高ストレス者にとっては、面接をしている医師もサポーターであり、面接そのものも精神的サポートです。だからこそ、面接での説教はご法度で、面接がストレッサーにならないように気をつける必要があるのです。

(10) 医師からの意見聴取、就業上の措置の実施

面接指導を実施した後、事業者は医師から意見を聴き、就業上の措置が必要と判断した場合は、就業場所の変更、作業の転換、労働時間の短縮、深夜業の回数の減少などの措置を講じることになります。医師からの意見聴取は、遅くとも一カ月以内に行う必要があります。**図表26**は、面接指導結果報告書および就業上の措置に係る意見書の一例です。

なお、面接指導を受けた労働者の氏名、面接を行った医師の氏名、面接指導の実施年月日、

図表26　面接指導結果報告書および就業上の措置に係る意見書の一例

【高ストレス者用】

面接指導結果報告書			
対象者	氏名　内○　君○	所属	営業2課
		男・(女)	年齢　48　歳
勤務の状況（労働時間、労働時間以外の要因）	残業時間30時間、休日出勤あり		
心理的な負担の状況	（ストレスチェック結果） A.ストレスの要因　40　点 B.心身の自覚症状　86　点 C.周囲の支援　27　点	（医学的所見に関する特記事項） 疲労感あり、睡眠時間平均5時間	
その他の心身の状況	0. 所見なし　(1) 所見あり（高血圧（治療中））		
面接医師判定　本人への指導区分　※複数選択可	0. 措置不要 (1) 要保健指導 2. 要経過観察 3. 要再面接（時期：　　　） 4. 現病治療継続　又は　医療機関紹介	（その他特記事項） 趣味なし	

就業上の措置に係る意見書			
就業区分		0. 通常勤務　(1) 就業制限・配慮　2. 要休業	
就業上の措置	労働時間の短縮（考えられるものに○）	0. 特に指示なし	4. 変形労働時間制または裁量労働制の対象からの除外
		(1) 時間外労働の制限　10　時間／月まで	5. 就業の禁止（休暇・休養の指示）
		2. 時間外労働の禁止	6. その他
		3. 就業時間を制限 時　分～　時　分	
	労働時間以外の項目（考えられるものに○を付け、措置の内容を具体的に記述）	主要項目	a. 就業場所の変更　b. 作業の転換　c. 深夜業の回数の減少　d. 昼間勤務への転換　e. その他
		1)	
		2)	
		3)	
	措置期間	3　日・週・(月)　又は　年　月　日～　年　月　日	
職場環境の改善に関する意見		上司・同僚からのサポートが得られるように	
医療機関への受診配慮等		日常生活に支障が出るようなら、メンタルの専門医を受診のこと	
その他（連絡事項等）		3ヶ月後に産業医面談を行う	

医師の所属先	H28 年 3 月 16 日（実施年月日）		印
MHCクリニック	医師氏名	山本 晴義	(山本)

勤務状況、面接で知り得たストレス状況や心身の状況、就業上の措置に関する医師の意見などの記録一切は、実施者・実施事務従事者の管理によって五年間保存することが義務づけられています。

⑾ 集団分析

以上が個別の労働者に対するストレスチェック制度の流れですが、この制度にはもう一つの側面があります。それは「集団分析」です。

ストレスチェックでは「個人」に対するアプローチが重要なのはもちろんですが、一方で「集団」にも目を向ける必要性があります。個人のストレスが改善されても、集団としての職場環境が悪ければ、その職場で働く労働者はつねにストレスの温床を抱えて働くことになるからです。

集団分析とは、事業場、あるいはその労働者が所属する組織やチーム単位でのストレスの発生状況を把握するための「一次予防」としての取り組みで、これは今回スタートしたストレスチェック制度の一つの大きな柱といえるものです。ストレスチェックを労働者個別の案件として終わらせるのではなく、職場全体の問題点を洗い出すことで根本的な解決策を講じ、残業が多いならそれを是正するなど、具体的な改善の実施につなげていくことを目的としています。

集団分析は基本的に「十人以上」の組織で実施します（労働者の同意があれば十人未満での集団分析も可）。この「十人」という数は、平均値を求める分析対象としての「集団」の必要最低人数とされています。調査対象が十人未満では、「個」が見えてしまい、「集団」としての実像が見えにくくなりますが、十人以上いれば組織の全体像が見えてきます。そこから逸脱する労働者数がわずかであれば、その逸脱している人のほうに何らかの問題があると考えることができるのです。

例えば、総務課が四名、経理課が四名、企画課が三名、現場部門が三十五名という事業所であれば、現場部門は三十五名で集団分析し、総務・経理・企画を三課合同で集団分析するような工夫をすればいいのです。ただしこのケースでは、なるべく業務内容が近いセクション同士を合同することが重要で、「営業と経理」のようにまったく異なるセクションを一緒にするのは無理があります。

もう一つ、集団分析の基準として、組織を構成する全労働者数の半数以上のデータを必要とする、ということがあります。百人の部署であれば、最低でも五十人以上がストレスチェックを受けていないと、その職場の集団分析は正確に行えません。調査対象者数が少ないと、そこから職場の実情が浮き彫りにはならないのです。この点は厚労省の規定はないようですが、ぜひ「50％以上」の集計を取りまとめた上で、集団分析を行ってほしいと思います。

図表27　ストレスチェック実施プログラム

ストレスチェック実施プログラムとは…

- 厚生労働省では、2015年11月24日より、事業者がストレスチェック制度を円滑に導入・実施できるよう、ストレスチェックの受検、結果の出力等を簡便に実施できるプログラムを無料配布しています。それがストレスチェック実施プログラムです。
- 下記URLが厚生労働省のダウンロードページです。
  http://stresscheck.mhlw.go.jp/
  アクセスすることで下の画像のページに飛びます

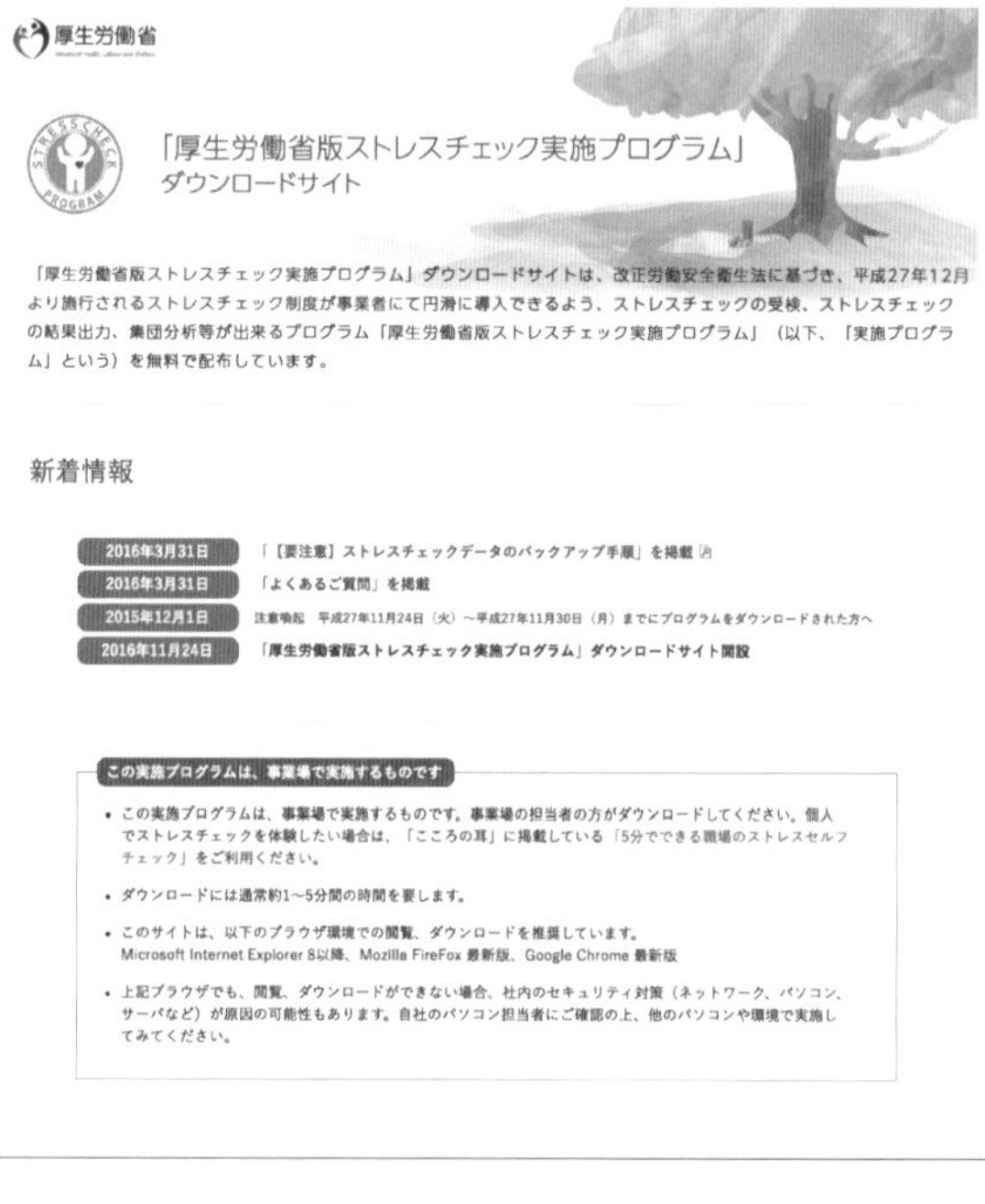

厚生労働省のホームページや「こころの耳」サイトからダウンロードできる無料のプログラム（ストレスチェック実施プログラム）が公開されており（図表27）、これを利用してストレスチェックの結果を集団分析にかけることで、「職場改善」を目的とした集団分析が可能になります。例えば、たった一人だけ残業が多い職場で、その一人の労働者がストレスに苦しんで

いるならば、周囲が仕事を分け合うことで問題は解決します。しかし、その職場全体が過重労働になっているのであれば、職場全体としての抜本的な改善が必要になってくるのです。これは労働者個人の問題ではないので、職場単位での取り組みが不可欠です。その際の基礎データとなるのが集団分析だと思ってください。

気をつけたいのは、ある組織の一人の上司に「ストレス発生源がある」と判断された場合、その上司個人を集中攻撃することは避けるということです。これをしてしまうと、その上司は「自分の悪口を言うな」と部下にさらなる圧力をかける危険性が出てきます。集団分析の目的は、全体的な組織レベルでの環境改善であり、個人攻撃ではないということを認識する必要があるのです。

もちろん、「上司の圧力」がその職場における労働者に共通したストレス源である場合は、それを改善する必要があります。その場合は、「職場全体で人間関係に改善の必要がある」といった視点で取り組むようにし、集団分析の結果をもとに個人を特定して行動を起こすことのないように注意してください。

集団分析をすることで、自分の職場のストレス状況が全国平均、あるいは自社内他部門と比較してどのレベルにあるのかがわかります。全国平均より職場環境が悪いと判断されたときは、その原因を調べて改善し、労働者全体のストレスが起きにくい職場づくりに取り組んでください。

第5章 ストレスチェックをより意味あるものにするツールと指導のコツ

ここまで読んでいただいて、ストレスチェック制度の目的や実施手順についてはおおむね理解してもらえたと思います。本章では、ストレスチェック制度をより意味あるものにするために有効なツールや指導のコツについて紹介したいと思います。産業保健のプロとしてワンランク上のストレスチェックを実現するために、ぜひ活用してください。

面接前に「メンタルろうさい」

面接指導を行う際に、面接に先立ってぜひ活用してほしいツールがあります。それは「メンタルろうさい」という、インターネットでできるメンタルヘルスチェックシステムです。労働者にまずこれでセルフチェックをやってもらい、その結果を見ながら面接を行うことで、非常に具体的で実践的なアドバイスが可能になります。

「メンタルろうさい」は、勤労者のためのストレスチェックとメンタルサポートを目的に、横浜労災病院勤労者メンタルヘルスセンターが二〇〇四年から十年間かけて開発したセルフチェックシステムです。これまでに五千人以上の労働者がモニター参加しており、高い評価を得ています。**図表28、29**はモニター参加者から実際に寄せられた声です。

米国の国立労働安全衛生研究所（ＮＩＯＳＨ）の職業性ストレスモデル（80頁参照）をもと

に開発したもので、自分のストレスの状態、ストレスに影響する要因、ストレス対処の特徴などを知り、ストレスと上手に付き合うための方法についてアドバイスを受けることができるシ

図表28 「メンタルろうさい」の結果報告書と自分の状態は合っているか

ストレスチェックの結果はかなり的確で、今の自分の状態を再確認することができました。（40代、男性）

自らの置かれているストレスの状況を客観的に見ることは、ストレスに対処する上で重要だと考えるので、今回確認する機会が持ててよかったと思います。（40代、男性）

健康状態やストレス状況も、現在特に心配なことはなかったのですが、自分が予想していた通りで、自分の状況を再確認することができました。（50代、女性）

セルフケアとして、気づきを促すのに有効だと思った。丁寧な表現のコメントで、自然に自分を振り返ることができた。（40代、女性）

ぼんやりと頭で思っていることでも、文章として目で見ることでストンと納得できる部分がありました。（30代、女性）

会社で定期実施しているツールより、細分化されていて適切だと感じました。（40代、男性）

図表29 「メンタルろうさい」の結果報告書は参考になったか

メンタル不調などの早期発見・早期対策にも非常に役立つと思います。健康スタッフなどが結果を把握し、企業としての対策が打てればと思います。(50代、男性)

対処法、アドバイスが具体的に書いてあり、自分の生活習慣、考え方のクセを振り返ることができた。自分のことなのに気づかなかった部分が見えてよかった。(40代、女性)

非常にわかりやすく、また多すぎず少なすぎずの文章で、心が疲れているときでも字が多くて読む気がなくなることがないよう配慮されていたように感じます。(40代、女性)

他のサイトにも同様のものがありますが、診断結果の表示は出ても、今後どうすべきかは記載されていないものが多いので、大変有用であると感じました。(30代、男性)

簡単に実施でき内容も理解しやすいツールなので、社員のセルフケアとしても有用と感じました。(30代、女性)

やんわりと、しかし的確にポイントを指摘してくれるため、新たな気持ちで結果を読むことができました。(40代、女性)

ステムです。

「ストレスチェック」「個別結果報告とアドバイス」「個別アンケート」「相談窓口と情報提

供」の四つのパートで構成されており、全工程が自動化されています。約二百問の質問に答えていくと、約二十分間で現在のストレス状況の分析結果が表示され、あわせて「どうすれば現状のストレスを和らげることができるのか」がアドバイスされる仕組みです（**図表30、31**）。

このシステムのメリットは、①ストレス対処の第一歩を踏み出せる、②NIOSHの職業性ストレスモデルに基づいたチェック項目であり、フォローアップ体制がある、③いつでもどこでも利用できる、④結果とアドバイスが瞬時に得られる――という点です（メンタルろうさい結果報告書とアドバイスのイメージは**巻末付録**参照）。

「メンタルろうさい」を使うと、労働者自身のストレス状態に応じた総合的なデータが得られるので、それを会話のきっかけにすると便利です。「メンタルろうさい」はIDとパスワードでプライバシーが保護されており、本人にしか内容が見られない仕組みになっています。秘密が守られるだけでなく、必要なときに結果をプリントして医師に見せることで、より効果的なストレスチェックに役立てることができます。ストレスチェックで「高ストレス者」と判定された労働者にまず、「メンタルろうさい」をやってもらい、その結果をもとに面接で話し合うことで、具体的な質問やアドバイスが可能になります。

また、「高ストレス者」と判定されたものの面接指導を希望しない人にも、ぜひ「メンタルろうさい」を勧めてください。これを行うことでセルフチェックができ、回答に基づくアドバ

図表30 「メンタルろうさい」の仕組み

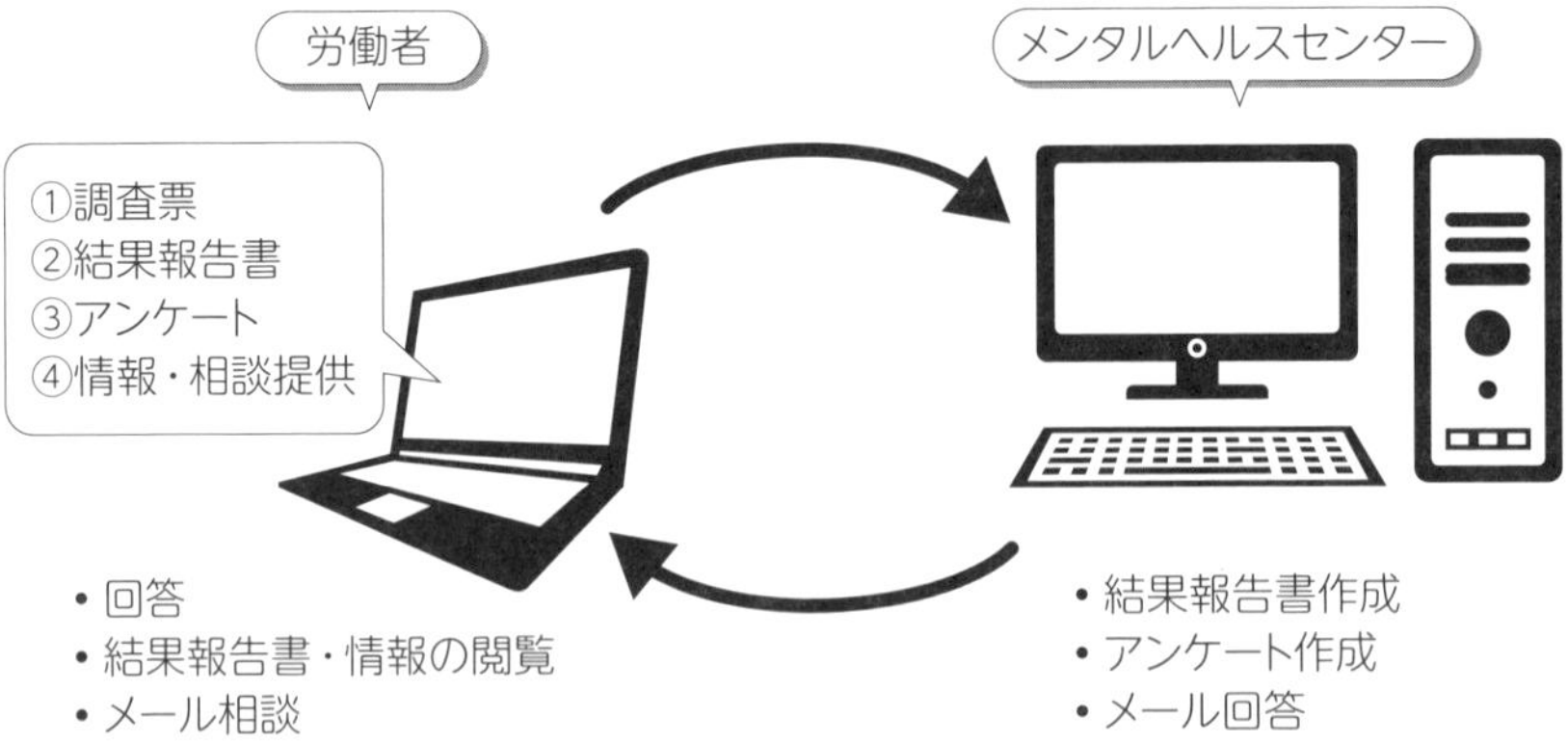

「メンタルろうさい」の仕組みは、すべてコンピュータで自動化され、IDとパスワードで管理されており、個人を特定する情報は質問には含まれていません。そのため、ストレスチェック制度におけるストレスチェックとして、はじめから「メンタルろうさい」を採用することは、現時点では勧めていません。

図表31 「メンタルろうさい」のコンテンツ

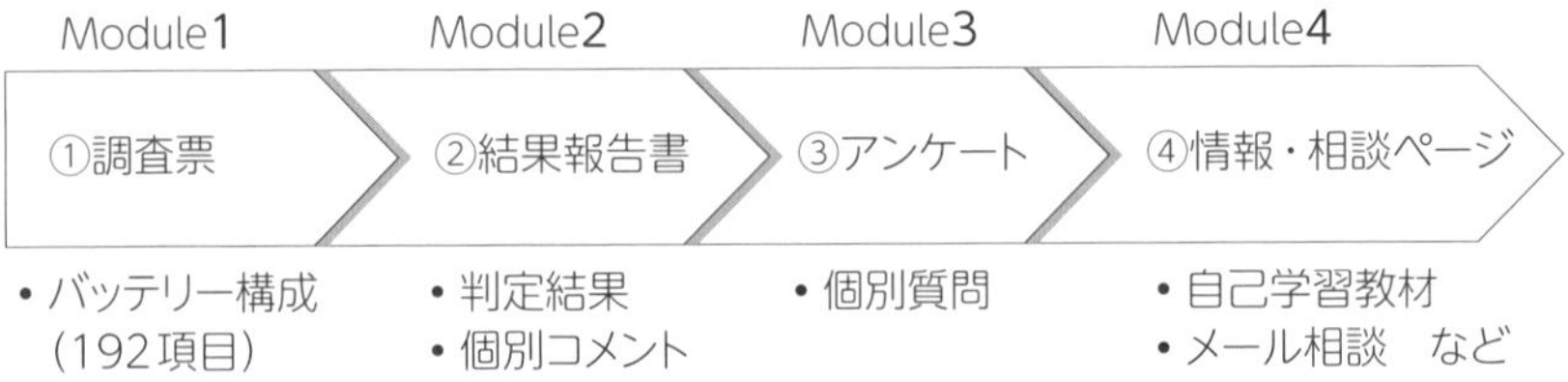
Module1
Module2
Module3
Module4
①調査票
②結果報告書
③アンケート
④情報・相談ページ
• バッテリー構成（192項目）
• 判定結果
• 個別コメント
• 個別質問
• 自己学習教材
• メール相談　など

「メンタルろうさい」は4つのモジュールで構成されています。結果報告書を見るだけで、労働者が総合的に自分のストレス要因、ストレス状況に気づき、対処できるようセルフケアツールとして開発しました。

イスを受けることができます。

「メンタルろうさい」を行うには、モニター登録が必要です（**図表32**）。横浜労災病院の専用アドレス（mental-rosai@yokohamah.johas.go.jp）宛に「モニター希望」とメールを送ると、IDと仮パスワードが送られて来るので、それを使ってログインしてください。

「メンタルろうさい」は、セルフチェックのために作られたプログラムです。労働者自身が、一人で自身のストレス状態を把握し、客観的なアドバイスを受けることができるように作られています。それだけに、これを利用して面接をすれば、医師の負担も大幅に軽減されることになるはずです。

基本的に必要なアドバイスは「メンタルろうさい」に書かれてあるので、面接を担当する医師は、それ以外の「事業場への提言」や「専門

図表32　「メンタルろうさい」の案内

インターネットを用いた勤労者のためのメンタルヘルスチェック&サポートシステム 「メンタルろうさい」
①NIOSHの職業性ストレスモデルをもとに10年かけて開発されたものです。 ②すべての労働者に無料で提供していますが、特に「ストレスチェック制度」で「高ストレス者」と判断された人の利用をお勧めします。 ③プライバシー保護のため個人を特定する情報は求めていません。回答内容と結果報告書は、あなたしか見ることができません。「医師面接」や「保健指導」に役立てるため、結果報告書を印刷して持参すると有益です。 ④パソコンから、mental-rosai@yokohamah.johas.go.jpに「モニター希望」と送信してください。1週間以内に、URLとIDと仮パスワードをお送りします。携帯メールからの申し込みはできません。 ⑤指定されたURLに入り、仮パスワードを本パスワードに変更し、約200問の質問に答えると、その場で、結果報告書（ストレス状況やストレス対処についてのレポートや関連情報）が得られ、メール相談も受けられます。 ⑥http://www.yokohamah.johas.go.jp/medical/mhc/Mental-Rosai.html から、「メンタルろうさい」説明文書のPDFが得られます。

医への紹介」などに集中するという役割分担が可能になります。

特に、ストレスチェック制度における面接指導に対して「自信がない」と躊躇している医師には、「メンタルろうさい」の利用をお勧めします。

「こころの耳」サイトを活用する

これまで繰り返し言及してきましたが、「メンタルろうさい」と同じように、インターネットを使ってメンタルヘルスのセルフチェックができるサイトに「こころの耳」(kokoro.mhlw.go.jp) があります（**図表33**）。

厚生労働省のホームページに開設されているこのサイトに、「5分でできる職場のストレスセルフチェック」というコーナーがあります。これはストレス状況をセルフチェックできる質問集で、利用価値の非常に高いものです。ぜひ活用してください。

特にメンタルヘルスの一次予防を考える上では、この「こころの耳」がいつでも見られて、いつでもセルフチェックできるようにしておくことは、とても有意義といえます。

労働者がこれを行うことで、自身のストレス状況がその場で把握できるだけでなく、ストレスチェックとはどういうものなのかが理解できます。これを利用して、ストレスをチェックする仕組みや重要性を理解できていれば、ストレスチェック制度を実施する際に、スムーズに事が運ぶはずです。

法律上は「こころの耳」のストレスチェックを受けただけではストレスチェック制度を実施したことにならないとされていますが、「こころの耳」のストレスチェックでも高ストレスの判定は可能です。「こころの耳」のストレスチェックの結果を各自でプリントアウトし、それ

図表33　メンタルヘルス・ポータルサイト「こころの耳」

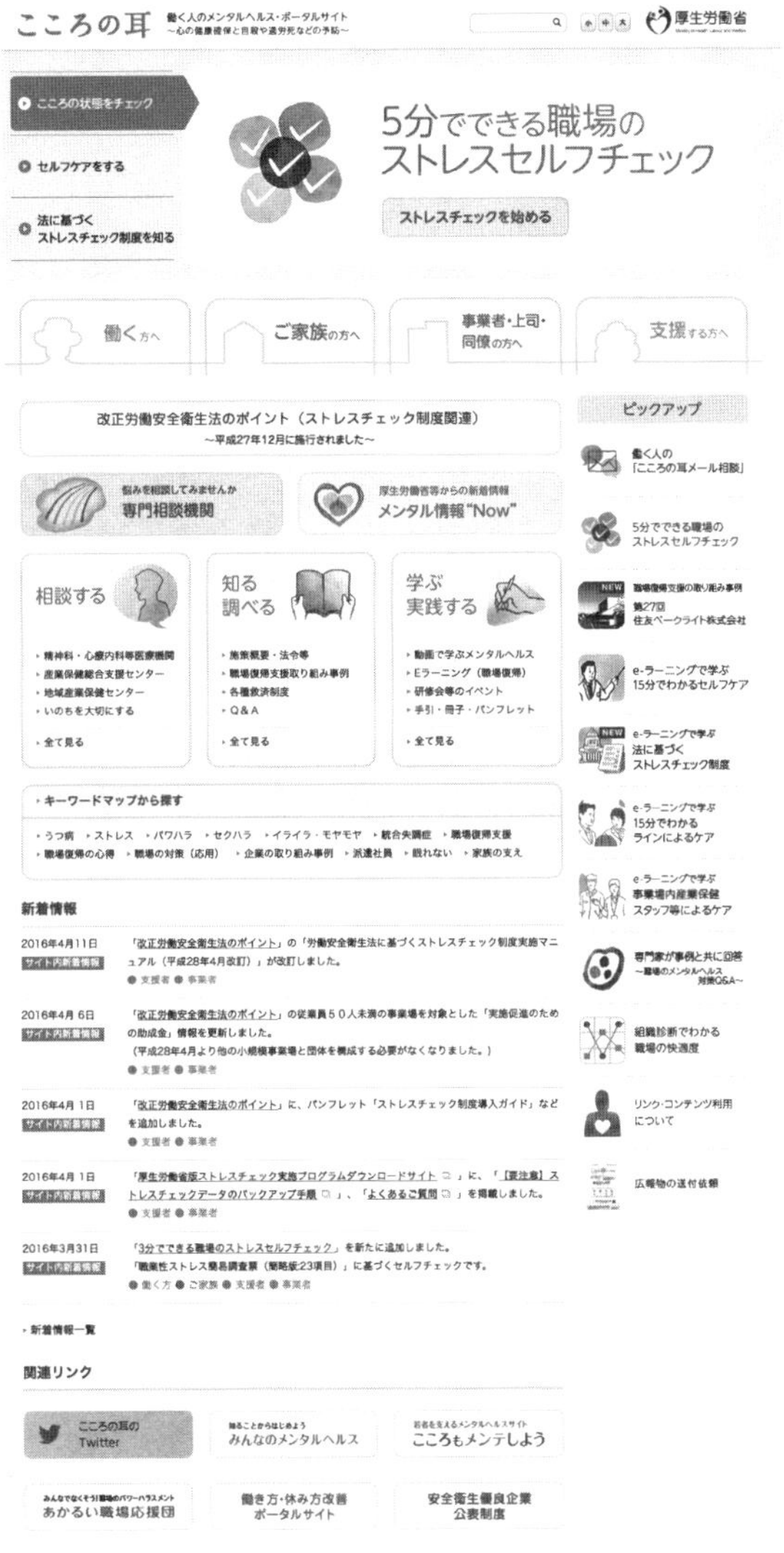

を事業場のストレスチェック制度の実施者に提出することで、その後の面接指導や集団分析に役立てることは可能だと私は考えていますが、厚労省の見解では、現段階では認められないとのことです（146頁参照）。

ストレスチェック制度では、回答した労働者が知ることができる情報は、自分が高ストレス者であるか、そうでないか、の一点のみです。その点、「こころの耳」のストレスチェックを行えば、高ストレスか否かはもちろん、個別の具体的なアドバイスまで付いてきます。労働者自身にとってのメリットを考えるのであれば、これを利用しない手はないでしょう。

その意味でも、まずは「こころの耳」のサイトを開いて、ご自身でストレスチェックを試してみてください。

「こころの耳」を開くことが大切

「こころの耳」に設けられている「5分でできる職場のストレスセルフチェック」の質問項目は、ストレスチェックで用いられる「職業性ストレス簡易調査票」と同じものです。

一方の「メンタルろうさい」は、横浜労災病院が開発したストレスチェックのパッケージです。そのパッケージの一部に、職業性ストレス簡易調査票が付いているということです。

ならば、「メンタルろうさい」をやれば、「こころの耳」はやらなくていいのか、と思うかもしれませんが、「こころの耳」のサイトを開くことに意味があるのです。

ストレスチェック制度は、ストレスチェックさえやればよい、というものではありません。「こころの耳」を開くことで、ストレスチェック制度の意義について詳しく学ぶことができます。職場でのメンタルヘルス対策の基本は「四つのケア」です。すなわち、「セルフケア」「ラインによるケア」「事業場内産業保健スタッフ等によるケア」、そして「事業場外資源によるケア」です。この四つのケアを計画的・継続的に実施することが基本にあるのです。その仕組みを知るには、「こころの耳」を閲覧することです。ストレスチェック制度を意味あるものにするには、労働者に日常的に「こころの耳」を閲覧する習慣を持たせることが大切と私は考えています。

Dr.山本流 面接指導のコツ

ストレスチェック制度を敬遠される産業医の中には、「医師による面接指導」に特に抵抗感を持つ方がいるようです。何事も「~しなければならない」とマイナスに捉えると抵抗感につながりますが、前向きに捉えれば意識も百八十度変わります。ストレスチェック制度によって

「医師面接ができるようになった」と、プラスに考えてみてはいかがでしょう。

医療界では、電子カルテの普及に伴い、患者と対面する診察がむしろしにくくなったといわれています。心療内科を受診する患者の中にも、「ある病院の先生は10分の診察の間、ずっと電子カルテばかりを見ていて、私の目を見て話してくれなかった」と嘆く人がいます。そんな時代に、ストレスチェック制度で医師面接が設定されたことは、医師にとっても喜ぶべきことなのです。

私は、心療内科医になって四十年になりますが、一番の財産はいろいろな面接法を学び、身に付けてきたことです。ここでは、今の私を支えている三つの技法を紹介しましょう。

①「治療的自己」の形成

「治療的自己」は米国の心理学者ワトキンスによって提唱された概念です。

良き治療者であるためには、まず治療者自身が精神的に安定していて、患者に対して受容的で、患者に安心感を与え、何でも話してみようという気持ちを起こさせ、患者が話すことに共感することができ、患者のありのままを受け入れ、患者の自己実現への可能性に信頼をおけるようになることが不可欠です。そして、比較的短期間で患者との信頼関係を築くことができ、患者の日常行動の修正を援助できるような能力を持っていることが望まれます。

ストレスチェック制度における医師面接は、このような「治療的自己」の形成に役立つものと考え、積極的に取り組むことをお勧めします。

②ブリーフセラピー

ブリーフセラピーとは、短期間で効率的かつ効果的に行う心理療法（カウンセリング等）のことで、持っていないものを与えるのではなく、誰もが必ず持っている「治る力」に注目するところに特徴があります。「手短にさっさと終わらせてしまおう」というものではなく、「今あるもの」を使い、より効果的・効率的に取り組むことで、結果として長い時間をかけることなくできる心理療法のテクニックです。

この療法のベースには、「他人と過去は変えられないが、今とこれからの自分（の考えと行動）は変わり得る」という基本的な考えがあります。ストレスチェック制度での医師面接も、他人や過去に目を向けるのではなく、労働者自身の健康的な面に目を向けることで効率的・効果的に進めることができるでしょう。

③アサーション

アサーションとは、「自分も相手も大切にした自己表現」のことです。単なる「自己表現」

ではなく、相互尊重の精神でコミュニケーションすることをいいます。ストレスチェック制度での医師面接において最も大切にすべき基本的な姿勢といえるでしょう（170頁参照）。

ケース別・面接指導のコツ

①口数の少ない人のケース

基本的に、本人が話すまで「待つ」という姿勢を保つことが重要です。相手が話すように無理につつくようなことはせず、どうしても話すのが難しいようなら、次回までにメモ書きでもいいから書面にまとめてきてもらうようにしてもいいでしょう。とにかく「急かさない」という意識を忘れないことです。

②自己主張が強く、話が長くなるケースでの面接の終わらせ方

ポイントになる部分を要約するように会話をしていきます。話が冗長になるときは、「一番言いたいことは？」とか「一番訊きたいことは？」という質問をすることで、本人の頭の中でポイントをはっきりさせるように仕向けていきます。それが難しいときは、こちらで話を要約して、「こういうことですね？」と確認してもいいでしょう。話が長くなると、話している本

人も何を言いたかったのかがわからなくなっていることがあるものです。適度なところで要約してフィードバックをすることで、論点を明確に浮かび上がらせるようにしましょう。

また、話が長くなりそうな人には、最初に設定時間を提示しておくと効果的です。事前に時間を伝えておくと、「そろそろ時間ですね」と打ち切りやすくなります。

③「メンタルろうさい」や「こころの耳」をやってきた人の面接例

一緒に結果を見て、一緒に考えることが大前提です。出力されたデータに対して疑問がある場合は、具体的にどんなことに疑問を感じているのかを話してもらい、その答えを話し合いながら一緒に考えていくようにします。逆に疑問がない場合は、どんな部分に納得したかを話してもらい、ではどうすればいいのかを一緒に考えていくようにしましょう。

④明らかにうつ症状が見て取れる人の面接例

いつごろからつらい症状が出てきたか、何かきっかけになる出来事があったか、その状況を改善するために取り組んでいることがあるか、といったことを話してもらい、最終的にはメンタルヘルスの専門家に診てもらう方向につなげるように話を進めていきましょう。

心療内科の受診に否定的な態度を見せる場合は、「今、あなたは心が疲れてしまっている」

ということを話して聞かせ、専門家の治療や休養で「元の〝元気なあなた〟を取り戻せるんですよ」と語りかけるようにし、治療に対して理解を深める方向に進めていきましょう。

いずれも、「押しつける」のではなく、本人のペースで進めていけるようにサポートしてあげることが大切です。

「キュア」と「ケア」を混同しない

医療従事者が患者に対して行う治療や援助には「キュア（cure＝治療）」と「ケア（care＝癒し）」があります。キュアは手術や投薬など、主に医師が行う医療行為です。これに対してケアは、疾病レベルには達していない人に対して、カウンセリング技法などを用いてアプローチし、改善を図るものです。

すでに触れましたが、私はメールによるストレス相談を行っています。私にとってこのメール相談は、診療や講演と同じ位置づけの「仕事」です。そう人に話すと、「本来の仕事の合間に年間八千件もの相談によく返事が出せますね」と驚かれます。

でも、少しも驚くことではないのです。私のメール相談は、キュアではなくケアです。治療ではなく相談だから、診療の合間や新幹線での移動中などに気軽に返事が出せるのです。もしこれがキュアだったら、気軽に答えることなどできなくなるはずです。

同じように、ストレスチェック制度の面接指導において、面接を担当する医師に求められるのも、キュアではなくケアです。「治そう」とするのではなく、今抱えている悩みを聞き出し、ストレスの根源がどこにあるのかを探し出す手がかりを見つけていくことです。その結果、ストレッサーが見えてきたら、あとは必要に応じてメンタルヘルスの専門家に紹介すればいいのです。そこに精神科医や心療内科医にしかできない高度な専門技術の必要性はありません。日ごろの一般診療で培った対話能力を駆使して、悩みや不安を見つけ出すことに力を注いでください。

「職場環境改善のためのヒント集」を活用する

ストレスチェック制度では、結果を集団ごとに集計・分析することが努力義務になっています。集団ごとの集計・分析の結果を用いて職場環境を改善することは、メンタルヘルス不調の一次予防となり、職場の活性化にも役立つ可能性があるのです。

その具体的な方法の一つに「職場環境改善のためのヒント集（メンタルヘルスアクションチェックリスト）」があります（「こころの耳」サイトからダウンロードできます）。

これは、六領域三十項目の簡潔な職場改善案で構成されていて、職場内のグループ討議で職場環境改善を進める際に利用できます。

六領域は次の通りです。

A　作業計画の参加と情報の共有

B　勤務時間と作業編成

C　円満な作業手順

D　作業場環境

E　職場内の相互支援

F　安心できる職場のしくみ

物理的環境から制度、人間関係の問題まで幅広い事項が取り上げられています。各項目には、「その対策の実施を提案するか否か」「提案する場合の優先度」についてチェック欄があり、具体的な記述ができるメモ欄も付いています。

「職業性ストレス簡易調査票」とあわせて公開されている「仕事のストレス判定図」の四つの尺度「仕事の量的負担」「仕事のコントロール」「上司の支援」「同僚の支援」との対応表も用意されており（**図表34**）、これを利用して仕事のストレス判定図の結果と関連付けることで、職場環境改善の取り組みにつなげていくことが可能になります。

このヒント集には、以下のような特徴があります。

①効果的な点

- このヒント集で点検することによって、職場ですでに実践されている良い事例と改善を必要とする点を見つけ出すことに役立ちます。
- このヒント集を使ってグループで討議することで、職場環境等の改善が必要な点に気づくとともに、改善のためのヒントを得ることができます。また、優先して改善すべきポイントを明確にすることができます。
- このヒント集には改善策が併記されているので、職場環境などの改善における「目のつけどころ」や「改善の考え方」を理解することができます。
- 職場を多面的に見ることより、ストレスとなる職場環境などに関心を持つことができます。

②使用上の注意

- このヒント集は、問題点の把握や点数化などによる職場のランク付けが目的ではありません。
- このヒント集は、職場環境等を網羅的に点検することが目的ではありません。重要なポイントを中心に点検し、できることから改善を始めることを目的としています。

		「仕事のストレス判定図」との対応			
領域	アクション項目	仕事の量的負担	仕事のコントロール	上司の支援	同僚の支援
D. 作業場環境	16. 温熱環境や視環境、音環境を快適化する 冷暖房設備などの空調環境、照明などの視環境を整え、うるさい音環境などを、個々の作業者にとって快適なものにする。	○	○	○	○
	17. 有害環境源を隔離する 健康を障害するおそれのある、粉じん、化学物質など、人体への有害環境源を隔離するか、適切な防護対策を講じる。	○			
	18. 職場の受動喫煙を防止する 職場における受動喫煙による健康障害やストレスを防止するため、話し合いに基づいて職場の受動喫煙防止対策をすすめる。			◎	◎
	19. 衛生設備と休養設備を改善する 快適で衛生的なトイレ、更衣室を確保し、ゆっくりとくつろげる休憩場所、飲料設備、食事場所や福利厚生施設を備える。	◎		○	○
	20. 緊急時対応の手順を改善する 災害発生時や火災などの緊急時に適切に対応できるように、設備の改善、通路の確保、全員による対応策と分担手順をあらかじめ定め、必要な訓練を行うなど、日頃から準備を整えておく。	○	○	○	
E. 職場内の相互支援	21. 上司に相談しやすい環境を整備する 従業員が必要なときに上司や責任者に問題点を報告し、また相談しやすいように普段から職場環境を整えておくようにする（例：上司に相談する機会を確保する、サブリーダーの設置、相談しやすいよう職場のレイアウトを工夫するなど）。			◎	○
	22. 同僚に相談でき、コミュニケーションがとりやすい環境を整備する 同僚間でさまざまな問題点を報告しあい、また相談しあえるようにする（例：作業グループ単位で定期的な会合を持つ、日報やメーリングリストを活用するなど）。			○	◎
	23. チームワークづくりをすすめる グループとしてお互いを理解し支えあい相互に助けあう雰囲気が生まれるように、メンバーで懇親の場を設けたり、研修の機会を持つなどの工夫をする。			◎	◎
	24. 仕事に対する適切な評価を受け取ることができるようにする 作業者が自分の仕事の出来や能力についての評価を、実績に基づいて、納得できる形で、タイミングよく受け取ることができるようにする。			◎	○
	25. 職場間の相互支援を推進する 職場や作業グループの間で、それぞれが作業しやすくなるように情報を共有したり、連絡調整を行ったりするなど、相互支援を推進する。	○	○	○	○
F. 安心できる職場のしくみ	26. 個人の健康や職場内の問題について相談できる窓口を設置する 心の健康や悩み、ストレス、あるいは職場内の人間関係などについて、気がねなく相談できる窓口または体制を確保する（例：社内のメンタルヘルス相談窓口の設置）。	○	○	○	○
	27. セルフケアについて学ぶ機会を設ける セルフケア（自己健康管理）に役立つ情報を提供し、研修を実施する（例：ストレスへの気づき、保健指導、ストレスへの上手な対処法など）。	○	○	○	○
	28. 職場の将来計画や見通しについて、いつも周知されているようにする 組織や作業編成の変更など職場の将来計画や見通しについて、普段から周知されているようにする。	○	○	○	○
	29. 昇進・昇格、資格取得の機会を明確にし、チャンスを公平に確保する 昇進・昇格のモデル例や、キャリア開発のための資格取得機会の有無や時期が明確にされ、また従業員に公平にチャンスが与えられることが従業員に伝えられているようにする。		○	◎	○
	30. 緊急の心のケア体制をつくる 突発的な事故が生じた時に、救急処置や緊急の心のケアが受けられるように、あらかじめ職場内の責任者や産業保健スタッフ、あるいは社外の専門家との連絡体制や手順を整えておく。	○		○	

※「職場環境改善のためのヒント集（メンタルヘルスアクションチェックリスト）」は、職場環境等のストレスを評価した後の職場環境等の対策を考えるのに参考となる項目をまとめたものです.
原案：2004年度厚生労働科学研究費補助金労働安全衛生総合研究事業「職場環境等の改善等によるメンタルヘルス対策に関する研究」職場環境改善のためのヒント集（アクションチェックリスト）作成ワーキンググループ

図表34　職場環境改善のためのヒント集（メンタルヘルスアクションチェックリスト）項目一覧表

領域	アクション項目	「仕事のストレス判定図」との対応 仕事の量的負担	仕事のコントロール	上司の支援	同僚の支援
A．作業計画の参加と情報の共有	1．作業の日程作成に参加する手順を定める 作業分担や日程についての計画作成に、作業者と管理監督者が参加する機会を設ける。		◎		
	2．少人数単位の裁量範囲を増やす 具体的なすすめ方や作業順序について、少人数単位または作業担当者ごとに決定できる範囲を増やしたり、再調整する。		◎		
	3．個人あたりの過大な作業量があれば見直す 特定のチーム、または特定の個人あたりの作業量が過大になる場合があるかどうかを点検して、必要な改善を行う。	◎	○	○	○
	4．各自の分担作業を達成感あるものにする 分担範囲の拡大や多能化などにより、単調な作業ではなく、個人の技量を生かした達成感が得られる作業にする。		◎	○	
	5．必要な情報が全員に正しく伝わるようにする 朝の短時間ミーティングなどの情報交換の場を設け、作業目標や手順が各人に伝わり、チーム作業が円滑に行われるように、必要な情報が職場の全員に正しく伝わり、共有できるようにする。		◎	○	○
B．勤務時間と作業編成	6．労働時間の目標値を定め、残業の恒常化をなくす 1日、1週、1カ月単位ごとの労働時間に目標値を設け、ノー残業デーなどを運用することで、長時間労働が当たり前である状態を避ける。	◎	○		
	7．繁盛期やピーク時の作業方法を改善する 繁盛記やピーク時などの特定時期に個人やチームに作業が集中せず作業の負荷や配分を公平に扱えるように、人員の見直しや業務量の調整を行う。	◎	○		
	8．休日・休暇が十分取れるようにする 定めた休日日数がきちんと取れ、年次有給休暇やリフレッシュ休暇などが計画的に、また必要に応じて取れるようにする。	◎	○		
	9．勤務時間制、交代制を改善する 勤務時間制を見直し、十分な休養時間が確保でき、深夜・早朝勤務や不規則勤務による過重負担を避けるようにする。	◎	○	○	
	10．個人の生活条件にあわせて勤務調整ができるようにする 個人の生活条件やニーズに応じて、チーム編成や勤務条件などが柔軟に調整できるようにする（例：教育研修、学校、介護、育児）。	◎	○	○	○
C．円滑な作業手順	11．物品と資材の取り扱い方法を改善する 物品と資材、書類などの保管・運搬方法を工夫して負担を軽減する（例：取り出しやすい保管場所、台車の利用、不要物の除去や整理整頓など）。	◎	○		
	12．個人ごとの作業場所を仕事しやすくする 各自の作業場のレイアウト、姿勢、操作方法を改善して仕事しやすくする（例：作業台の配置、肘の高さでの作業、パソコン操作方法の改善など）。	◎	○		
	13．作業の指示や表示内容をわかりやすくする 作業のための指示内容や情報が作業中いつでも容易に入手し確認できるようにする（例：見やすい指示書、表示・ラベルの色分け、標識の活用など）。	○	◎	○	
	14．反復・過密・単調作業を改善する 心身に大きな負担となる反復作業や過密作業、単調作業がないかを点検して、適正な負担となるよう改善する。	◎	○		
	15．作業ミス防止策を多面に講じる 作業者が安心して作業できるように、作業ミスや事故を防ぎ、もし起こしても重大な結果に至らないように対策を講じる（例：作業手順の標準化、マニュアルの作成、チェック方法の見直し、安全装置、警報など）。	◎	○		

第6章 「よくある質問」とDr.山本流アドバイス

私が全国で行う講演会でも、最近はストレスチェック制度に関してお話しする機会が増えてきました。講演の後の質疑応答でも、この制度に関する質問が多く寄せられます。厚生労働省のホームページを見ると、やはりストレスチェック制度についての数多くの質問が寄せられているようで、一つひとつの質問に対して詳細な回答が書かれています。ただ、どちらかというと法律に即して説明しただけの回答が多い印象を受けるのも事実です。ここでは、厚労省のホームページに載っている質問の中から、ストレスチェックの実施者、あるいは面接を担当する医師の皆さんに役立つと思われるものをピックアップし、私なりの解釈として、私の言葉で答えてみたいと思います。とはいえ、国が進める制度なので方向性としては厚労省の回答と違いがあるわけではありません。あくまで「現場目線」でのアドバイスとして理解してもらえればと思います。

制度全般について

Q 学校の職員や地方公務員も対象となるのでしょうか。

厚労省の回答

私立公立を問わず学校の職員や地方公務員についても労働安全衛生法の適用があり、今回のストレスチェック制度についても実施対象となります。

Dr.山本のアドバイス

実施対象として「社長はストレスチェックの対象外か？」という質問もよく受けます。

この制度は事業者に実施が義務づけられますが、チェックの対象は「労働者」なので、経営者や事業主は対象から外れます。ただ、対象外ではあるものの、**経営者にもぜひストレスチェックを受けてみてもらいたい**と思います。そうすることで自分自身のストレスに気づくこともあるでしょうし、従業員のストレス問題に意識が向くようにもなるからです。

組織のトップが興味を持つことで、制度運用が「全社一丸」の取り組みとなり、また有用なものとなる可能性が高まります。この制度が目指す先には「職場をよくする」という願いがある、という意識を持って取り組んでほしいと思います。

Q

建設現場など同じ現場に関係請負人の労働者が働いている場合、ストレスチェックは関係請負人の労働者も含めて実施するのでしょうか。それともそれぞれの所属の会社で行うことになるのでしょうか。

厚労省の回答

ストレスチェックの実施義務はそれぞれの事業者に適用されるので、それぞれの労働者が所属する事業場ごとに実施する必要があります。なお、義務の対象となる「常時使用する労働者が五十人以上」の数え方について、建設現場の場合は、独立した事業場として機能している場合を除き、直近上位の機構（営業所や支店など）を事業場とみなし、その事業場の所属労働者数で数えることとなります。

Dr.山本のアドバイス

「派遣元」と「派遣先」の関係性についての問いだと思いますが、基本的には「派遣元」が面倒を見るということです。しかし、集団での労働環境を分析する際は、「派遣先」での結果分析が必要となります。いずれにしても、ストレスチェックを行う側としては「やらねばならない」という姿勢ではなく、**積極的に関わることで職場全体をよくしていこう、**という姿勢が大切です。

Q

ストレスチェックの実施義務の対象は「常時五十人以上の労働者を使用する事業場」とされていますが、この五十人はどこまで含めてカウントすればいいのでしょうか。アルバイトやパート労働者も含めるのでしょうか。

厚労省の回答

労働安全衛生法第六六条の一〇に基づくストレスチェックは、労働安全衛生法施行令第五条に示す「常時五十人以上の労働者を使用する事業場」に実施義務が課されています。この場合の「常時使用している労働者が五十人以上いるかどうか」の判断は、ストレスチェックの対象者のように、契約期間（一年以上）や週の労働時間（通常の労働者の四分の三以上）をもとに判断するのではなく、常態として使用しているかどうかで判断することになります。

したがって、例えば週一回しか出勤しないようなアルバイトやパート労働者であっても、継続して雇用し、常態として使用している状態であれば、常時使用している労働者として五十人のカウントに含めていただく必要があります。

Dr.山本のアドバイス

従業員五十人以上で区切っているのは、産業医を選任しなければならないという規定が労働安全衛生法にあるからです。ただ、労働者は、五十人未満の中小企業（図表35）であっても健康管理はしてほしいと考えるものです。ストレスチェックの制度は制度として、すべての労働者が自分のストレスチェックをしてもらいたいと願っています。「こころの耳」を使ったセルフケアなら、特に事業主が何かをしなくてもストレスチェックが可能なので、**「五十人」という数に縛られることなく、積極的に実施することをお勧めします。**

図表35　日本の中小企業

中小企業は、我が国386.4万企業のうち99.7%を占める。従業者数・付加価値額（製造業）においてもそれぞれ7割、4割近くを占める。

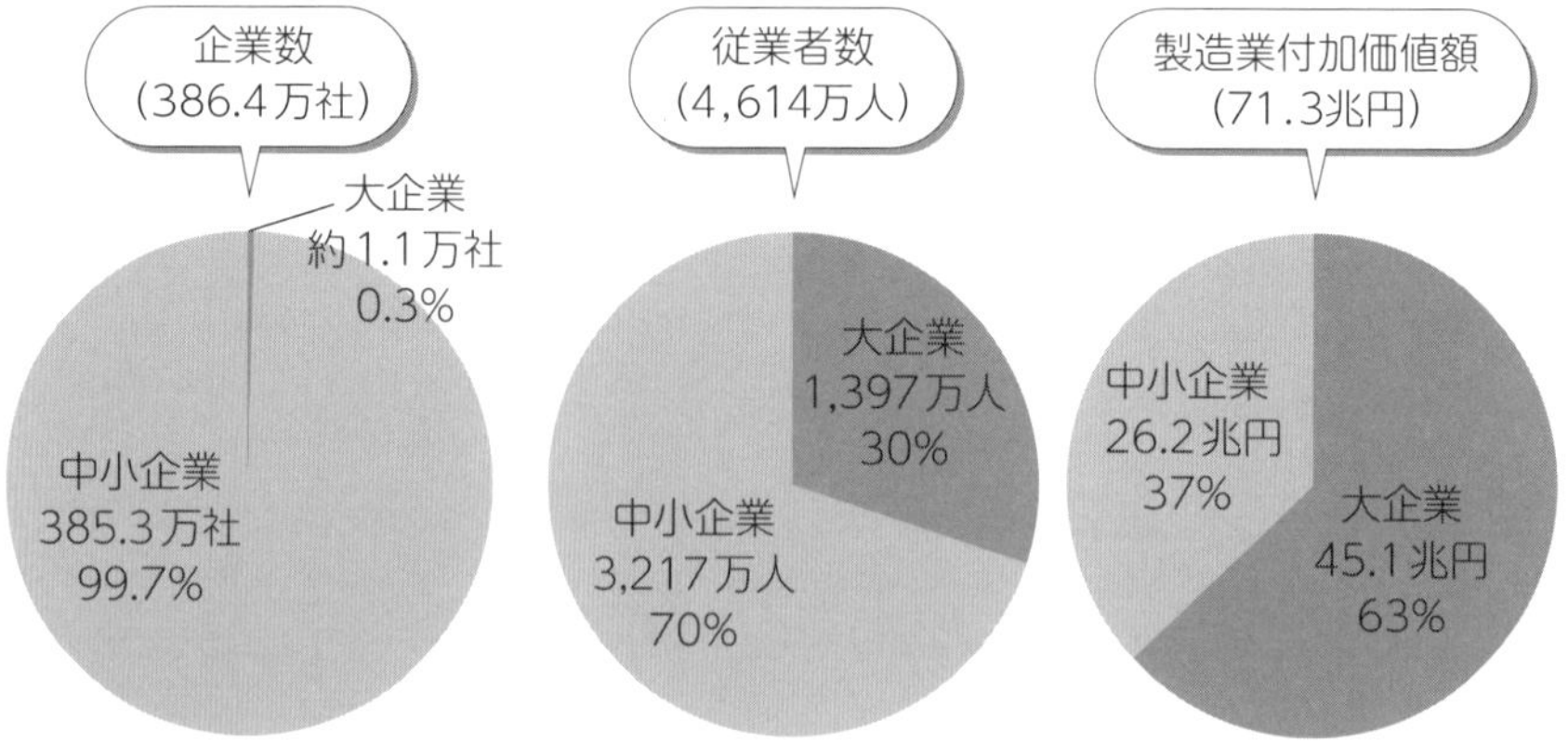

中小企業の定義／
製造業：資本金3億円以下または従業者数300人以下
卸売業：資本金1億円以下または従業者数100人以下
小売業：資本金5千万円以下または従業者数50人以下
サービス業：資本金5千万円以下または従業者数100人以下

経済産業省「工業統計表」（2014年 速報値）
総務省「事業所・企業統計調査」（2014年 速報値）再編加工
（中小企業庁HPより引用転載）

図表36　産業医の職務について

労働安全衛生法では、常時50人以上の労働者を使用する事業場で、産業医の選任が義務づけられている

【職務】
1) 健康診断、面接指導等の実施及びその結果に基づく労働者の健康を保持するための措置、作業環境の維持管理、作業の管理等労働者の健康管理に関すること
2) 健康教育、健康相談その他労働者の健康の保持増進を図るための措置に関すること
3) 労働衛生教育に関すること
4) 労働者の健康障害の原因の調査及び再発防止のための措置に関すること
──少なくとも毎月1回作業場等を巡視
作業方法又は衛生状態に有害のおそれがあるときは、直ちに、労働者の健康障害を防止するため必要な措置を講じなければならない

コラム

産業医とストレスチェック制度の関係

産業医の皆さんは、ストレスチェック制度は今までやってきたことの延長であって、特に新しいことを始めるわけではないという認識でいてほしいと思います。ストレスチェック制度は今まで十分にできていなかったところに光を当てただけのことです。もちろん、システムの上での変化はありますが、基本的には従来の産業医の職務の一環としての取り組みであり、従来なかったメンタルに関する部分の法律上の項目が加わっただけです。産業医の職務である「従業員の健康管理」という意味においては、取り立てて目新しいことはありません。言い換えれば、これまで産業医としての職務を果たしてきた医師であれば、何の不安もなく遂行できることなので、自信を持って、積極的に取り組んでほしいと思います。

この制度が法律の上で「五十人以上」の事業場に義務づけられた理由は、この規模の企業には必ず産業医がいるからです。つまり、体の健康だけでなくメンタルの健康も産業医が管理すべきという国の考えが「五十人以上」という括りとして盛り込まれたのであり、産業医である以上はここから目を背けるべきではないのです（図表36）。

コラム

衛生委員会の役割

産業医、事業場の人事責任者、衛生管理者、労働者の代表などで組織される衛生委員会は、従来から労働安全衛生法で設置しなければならないと規定されています。ところが、現実的には、特に中小企業では形骸化されているところが多いのも事実です。それを正常化、本来のあるべき姿にしようとしたところにストレスチェック制度の意義があります。

ストレスチェック制度を実施するにあたっては、まさにこの衛生委員会が中心的な役割を果たすことになります。制度の実施者である産業医と連携することで産業医活動も充実し、ひいては職場の健康、健全性の保持につながるのです。「名ばかり衛生委員会」ではなく、本来の職務を遂行する組織として活動してほしいところです（**図表37**）。

もちろん、従来とは異なる部分もあります。プライバシーの保護や人事上の不利益取り扱いの禁止など、これまで以上に細心の注意を要する部分もあるので、衛生委員会にはより高い責任感が求められることになります。

なお、法律上「衛生委員会の設置」を義務づけられているのは五十人以上の労働者を使用する事業場となっていますが、それ以下の人数の組織は衛生委員会を持ってはいけないというわけではありません。コスト上の問題はあると思いますが、私は制度のスタートが、中小企業においても「職場の健康づくり」に目を向けるきっかけになることを期待しています。

図表37　衛生委員会

【要件】
常時50人以上の労働者を使用する事業場
月に１回以上開催　議事録は3年間保管

【内容】
1. 労働者の健康障害を防止するための基本となるべき対策に関すること
2. 労働者の健康の保持増進を図るための基本となるべき対策に関すること
3. 労働災害の原因及び再発防止対策で、衛生に係るものに関すること
4. このほか、労働者の健康障害の防止及び健康の保持増進に関する重要事項

衛生委員会で話し合う必要がある主な事項
①ストレスチェックは誰に実施させるのか。
②ストレスチェックはいつ実施するのか。
③どんな質問票を使ってストレスチェックを実施するのか。
④どんな方法でストレスの高い人を選ぶのか。
⑤面接指導の申し出は誰にすればよいのか。
⑥面接指導はどの医師に依頼して実施するのか。
⑦集団分析はどんな方法で行うのか。
⑧ストレスチェックの結果は誰が、どこに保存するのか。

コラム

企業における産業医の三大職務

事業場において産業医が果たすべき職務は、今回のストレスチェック制度のスタートによって大きく「三本柱」となりました。

一本目の柱は、いわゆる「健康診断」です。実際には健康診断そのものは外部機関が請け負うことが多いのですが、最終的な診断は産業医が行うことになっています。

二本目の柱は「長時間労働者の面接」。労働時間が長時間に及ぶ人は、そうでない人と比較して心臓や脳の障害が起きやすく、またうつや自殺の温床となることが指摘されています。そこで「労働時間」を一つの指標にして、労働者が手を挙げたときには産業医が面接をし、その結果をもとに残業の禁止や制限などの措置を講じるよう事業者に指導するというルールが設定されています。

そして三本目の柱となるのが、今回のストレスチェック制度です。これまでの「柱」と異なるのは、データを見ることができるのは実施者である産業医のみであり、事業主は見ることができないという点（本人の同意があればその限りではない）です。

メンタルの問題を抱えていながら、相談する相手がいないことから自殺に走るケースが後を絶たなかった状況を反省し、労働者が置かれた深刻な状況を改善する目的でできた制度がストレスチェック制度です。労働者の健康、企業の健康を担う産業医として、ここに力を入れるのは当然の職務です。三本の柱を確固たるものとして構築することが、今の産業医に求められているのです（**図表38**）。

図表38　ストレスチェックと健康診断等との相違

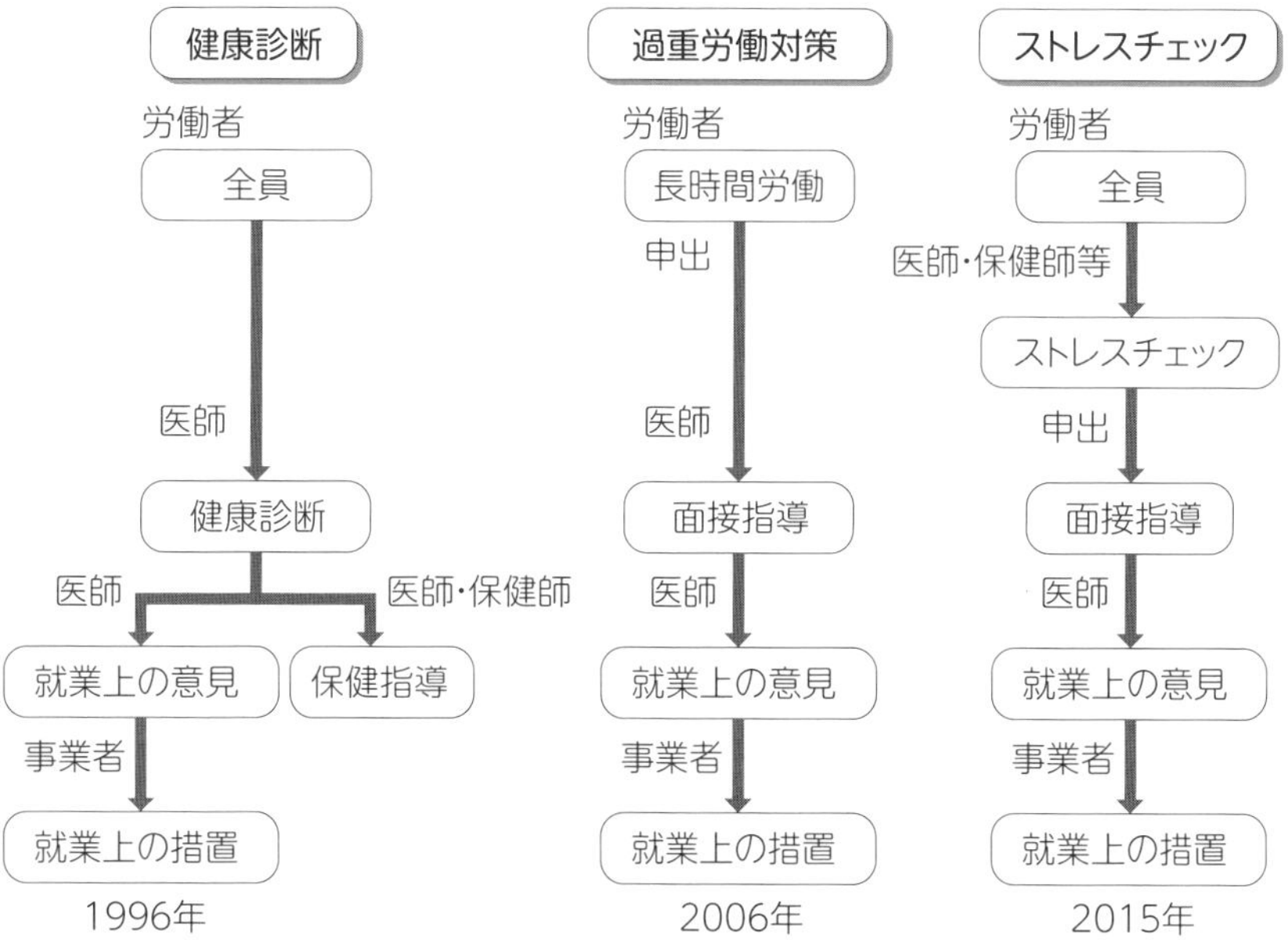

ストレスチェックの実施方法

Q 「こころの耳」に5分でできるストレスチェックが掲載されていますが、これを労働者が実施して産業医に提出することにすれば、事業場の業務が簡略化できるのではないでしょうか。

厚労省の回答

「こころの耳」に掲載しているストレスチェックはセルフチェックに使用するためのものであり、集団ごとの集計・分析や高ストレス者の選定などはできないことから、労働者が「こころの耳」を利用してセルフチェックを行っただけでは、法に基づくストレスチェックを実施したことにはなりません。

Dr.山本のアドバイス

厚労省の回答を読むと、「こころの耳」はストレスチェック制度に利用できないと書かれてあるように思えるかもしれませんが、決してそんなことはありません。「こころの耳」は大いに利用できるサイトです。厚労省の回答の趣旨は、「こころの耳」を労働者が行っただけでは、結果を事業者や実施者である医師が把握できないので、ストレスチェック制度を実施したことにはならないということであり、「こころの耳」を利用して、法律に則った形でストレスチェックを実施することは可能なのです。

私は、ストレスチェックに先駆けて労働者に「こころの耳」のストレスチェックを受けてもらっておけば、実際のストレスチェックに対する抵抗が小さくなると思っています。**「こころの耳」は大いに活用すべきです。**活用の仕方については120頁で解説しているので、参考にしてください。

ただし、「こころの耳」のストレスチェックをやってもらうだけでは、ストレスチェック制度の義務を果たしたことにはなりません。あくまで職場としてストレスチェックを行い、その結果に基づき必要に応じて面接指導を行い、また集団分析を行って初めてストレスチェック制度を実施したことになるのです。

Q

ストレスチェックの調査票に、標準的な質問項目に加え、ストレスに関する自由記述欄を設けてもいいでしょうか。

厚労省の回答

法定のストレスチェックは、調査票を用いて「職場のストレス要因」「心身のストレス反応」「周囲のサポート」の三つの領域に関する項目により検査を行い、ストレスの程度を点数化して評価するものです。この条件を満たしていれば、独自に自由記述欄を設けることは差し支えありません。

ただし、事業者が調査票を決定するにあたっては、実施者の意見の聴取、衛生委員会等での調査審議を行う必要があります。また、結果の提供に当たっては、当該自由記述欄の内容についても、ストレスチェックの結果と同様に、労働者の同意なく事業者に提供することはできないことに留意する必要があります。

Dr.山本のアドバイス

自由記述欄を設けるなど、**回答する労働者にとってストレスチェックが面倒なものになるようなことは避けるべきでしょう**。最低限の標準的な質問に正直に答えてもらえれば、ストレスチェックは可能です。自由記述欄を設けることで、回収した質問票を取り扱う業者や実施者に余計な手間がかかることも予想されます。ストレスチェックのハードルをあえて高めることには、あまり賛成できません。

Q

国が標準として示す五十七項目に加えて、ストレスに関連する独自の項目を加えることは問題ないでしょうか。また、質問数を数百に増やしたり、数項目程度に絞っても問題ないでしょうか。

厚労省の回答

「職場のストレス要因」「心身のストレス反応」「周囲のサポート」の三つの領域が含まれていれば、項目を増やしたり減らしたりしても問題はありません。ただし、独自に項目を設定する場合は、一定の科学的根拠に基づいた上で、実施者の意見の聴取、衛生委員会等での調査審議を行う必要があります。

なお、国が標準として示す五十七項目よりも少ない項目で実施する場合は、実施マニュアルに「職業性ストレス簡易調査票の簡略版」として二十三項目の例が掲載されているので参考にしてください。

Dr.山本のアドバイス

質問数を増やすということは、「質問の内容を詳しくする」ことが目的だと思われます。であるなら、ストレスチェックの質問を増やすのではなく、高ストレス者に対する面接での質問を増やすなどして対応するほうがいいでしょう。**入口のストレスチェックは、あくまで「簡単にできる」という姿勢を崩さないことが大事です。**

Q 長期出張や長期の病休のためにストレスチェックを受検できなかった者について、どのように取り扱うべきでしょうか。

厚労省の回答

業務上の都合ややむを得ない理由でストレスチェックを受けることができなかった者に対しては、別途受検の機会を設ける必要があります。長期の病休者については、ストレスチェックを実施しなくても差し支えありません。

Dr.山本のアドバイス

このようなケースにこそ、「こころの耳」の**5分でできるストレスセルフチェック**が便利なので、ぜひこれを利用するように勧めてください。

Q 労働安全衛生法に基づくストレスチェックは年一回実施しており、それとは別に会社独自のストレスチェックを定期的に実施しているが、この「会社独自のストレスチェック」についても法令の規定に基づいて行わなければならないのでしょうか。また、監督署への報告は必要なのでしょうか。

厚労省の回答

会社独自に実施するストレスチェックについても、それが労働安全衛生法のストレスチェックの定義に該当する検査を実施する場合は、個人情報の取り扱い、実施者の範囲等を含め、法令に即して対応していただく必要があり、不備があった場合は法違反の取り扱いとなります。

一方、労働基準監督署への報告については、年に一度の報告で足りるので、二回実施していても一回分のみの報告で問題ありません。

Dr.山本のアドバイス

会社独自のストレスチェックということは、**その結果を事業者が見ることができる可能性**があります。それではストレスチェック制度の趣旨に反することになるので、違法になる危険性が出てくるということです。十分に注意してください。

Q 労働安全衛生法に基づくストレスチェックは年一回実施しており、それとは別に安衛法に基づく健康診断の問診としてCES-Dを実施し、その結果は本人の同意を取らずに企業が把握していますが、法的に問題はないでしょうか。

厚労省の回答

CES-Dは今回のストレスチェック制度の定義に基づけばストレスの要因や周囲のサポートに関する質問項目を含むものではないので、企業で実施することに法的な制約はかかりませんが、ストレスチェック制度では、個人のストレスの状況を本人の同意なく企業側に知られないようにするための制限を設けていることを踏まえれば、健康診断の中でC

ＥＳ‐Ｄを実施し、本人の同意を取らずにその結果を企業が把握することは望ましくありません。

実施する場合は、今回のストレスチェック制度に準じて、結果を企業側に提供する場合は本人の同意を取る等の対応が望ましいです。

Dr.山本のアドバイス

以前は、ＣＥＳ‐Ｄ（うつ状態の指標）を健康診断の問診票の中に組み入れて、その結果を企業が本人の同意を得ずに把握することは可能でした。しかし、ストレスチェック制度ができた以上、ＣＥＳ‐Ｄは一般健康診断の中に入れるのではなく、ストレスチェック制度の中で行うのが自然です。もし一般健康診断の中にＣＥＳ‐Ｄを組み込むのであれば、別項目にして、本人の同意がある場合にのみ企業が結果を把握できる仕組みにする必要があります。

ストレスチェック制度は、うつ病の発見を目標にしているものではありません。企業としてはうつ病の社員を見つける目的で、一般健康診断の中でＣＥＳ‐Ｄを利用していたという背景はあるでしょう。しかし、**ストレスチェック制度ができた以上、CES‐Dの結果は「本人の同意がある場合にのみ企業に結果を知らせることができる」という基準を持っておくべきです。**一方、ストレスチェックで「高ストレス者」と選定された場合、医師面接では

「うつ評価」としてCES-Dの結果がとても参考になることも事実です。個人情報としての取り扱いには十分に注意を払いつつ、本人の同意がない場合はCES-Dの結果は企業は見ない、という原則を持っておきましょう。

高ストレス者の選定

Q 高ストレス者の選定基準について具体的な数値は示すのでしょうか。また、事業場における選定基準の設定の仕方として上位△%が入るように、といった目安は示すのでしょうか。

厚労省の回答

ストレスチェック制度実施マニュアルに、職業性ストレス簡易調査票を使用した二十万人のデータから、五十七項目及びその簡略版二十三項目について、高ストレス者が10%になるようにする場合の具体的な数値基準の例を示しています。ただし、各事業場における数値基準は衛生委員会等で調査審議の上で事業場ごとに決めていただく必要があり、一律に目安を示すものではありません。

Dr.山本のアドバイス

これは非常に微妙な問題で、このストレスチェック制度が、企業や事業場ごとに高ストレス者の判定が異なることを前提にしていることを物語っています。職場環境が整備されている事業場では、わずかなストレスでも「高ストレス者」と判定される可能性がある一方、いわゆるブラック企業のようなところでは、大きなストレスを抱えている人でも「上位」に入らなければ面接指導の対象とならないという危険性が出てくることを意味しているのです。つまり、ストレスチェック制度は事業場内での相対評価であり、一人ひとりの労働者を対象とした絶対評価ではない、ということです。

これは今後の検討課題といえますが、当面この問題をクリアするには、**一人ひとりの労働者に「こころの耳」でセルフチェックをしてもらう**ことが重要になってくるといえるでしょう。厚労省の見解として「各事業場における数値基準は事業場ごとに決めてもらう」と明記している以上、まずは標準的な数値基準を導入してスタートさせ、その結果が標準と大きく異なる場合は調整していく、というのが妥当な考えといえます。そしてもし高ストレス者の割合が標準的な数値を大幅に上回っていた場合は、事業場としてすぐに改善の必要性がある、ということを認識すべきでしょう。

Q 高ストレス者の選定は、「心身の自覚症状に関する項目の評価点数の合計が高い者」または「心身の自覚症状に関する項目の評価点数の合計が一定以上であって、心理的な負担の原因に関する項目及び他の労働者による支援に関する項目の評価点数の合計が著しく高い者」の要件を満たす者となっていますが、このどちらかを選べばいいのでしょうか。それとも両方を選ぶ必要があるのでしょうか。

厚労省の回答

両方選んでいただく必要があります。心身の自覚症状に関する項目の評価点数の合計が高い者はもちろんですが、心身の自覚症状についての評価点数がそれほど高くなくても、心理的な負担の要因や周囲の支援の評価点数が著しく高い場合は、メンタルヘルス不調のリスクが高いため、高ストレス者と評価し、必要な対応につなげていただく必要があります。

Dr.山本のアドバイス

これは厚労省の回答の通りなのですが、一つ付け加えるなら、そのためにも**「こころの耳」の総合的な評価が参考になる**ということを知っておいていただきたいと思います。

ストレスチェックの実施者

Q 病院長がストレスチェックの実施者となることや、面接指導を実施することは可能でしょうか。なれない場合は、誰が実施すればいいのでしょうか。

厚労省の回答

病院長は一般的に人事権を持っていると考えられるので、ストレスチェックの実施者にはなれません。このため、人事権を持っていない他の医師や保健師、一定の研修を受けた看護師、精神保健福祉士から実施者を選ぶことになります。

一方、面接指導の実施については医師であれば制限はしていませんので、病院長が携わることは法令上問題ありません。

ただし、病院長が面接指導の実施者になることにより、労働者が申し出を躊躇したり、適切な事後措置がなされないおそれがあるような場合には、制度の趣旨に合致しないこととなるので、適切な運用がなされるように面接指導を実施する医師を選定していただきたいと思います。

Dr.山本のアドバイス

これはストレスチェックの対象となる事業所が医療機関であることを想定した質問です。厚労省の回答にもあるように、通常は病院長に人事権があるので、たとえ医師であっても、あるいは法令上面接をすることに問題はなくても、中立性を保つ上で慎重にならざるを得ないということなのでしょう。

ただ、私はトップが従業員のストレス状況を把握することで、それを職場（この場合は医療機関）の改善に役立てることもできるので、**決してマイナス要素ばかりではない**と考えます。事業場として、従業員の意見をトップに直接伝えることができ、トップがそれを職場環境改善に役立てようとする思いがあるなら、実効性の面から見て、ある意味理想的な構図ということができます。

そこに「人事権」という要素が絡むのも事実ですが、ストレスチェックの結果を理由に人事上の不利益を生じさせることの禁止が条文に明記されているので、そこは労働者側も安心していいのではないかと思います。

コラム

Dr.山本流「復職支援の合同面談」

講演会などで、私が産業医として関わっている企業での「復職支援の合同面談」の話をすると、聴衆は必ず驚き、「信じられない」といった反応が起こります。その企業の産業医面談は、対象となる労働者と産業医である私が出席するのはもちろんですが、労働者の直属の上司、保健スタッフの看護師、さらに人事担当者が一堂に会して、「合同面談」として行うことを基本にしているからです（図表39）。

なぜそんなことをするのかといえば、私は産業医とはいえその会社に出向くのは月に一度で、滞在できるのはわずか二時間ほど。そんな短時間で復職支援をするには、よほど効率よく面接をする必要があるからです。

一般的には面接、しかも復職支援の面接ともなれば、当該労働者と産業医の二人だけで行うことでプライバシーを保とうとするのが普通です。しかし、この面接は「治療」ではありません。企業の中で、休職中の労働者の復職を話し合うために設定された貴重な会合なのです。関連する職員が情報を共

図表39　職場訪問型復職支援における「合同面談」の構成メンバー

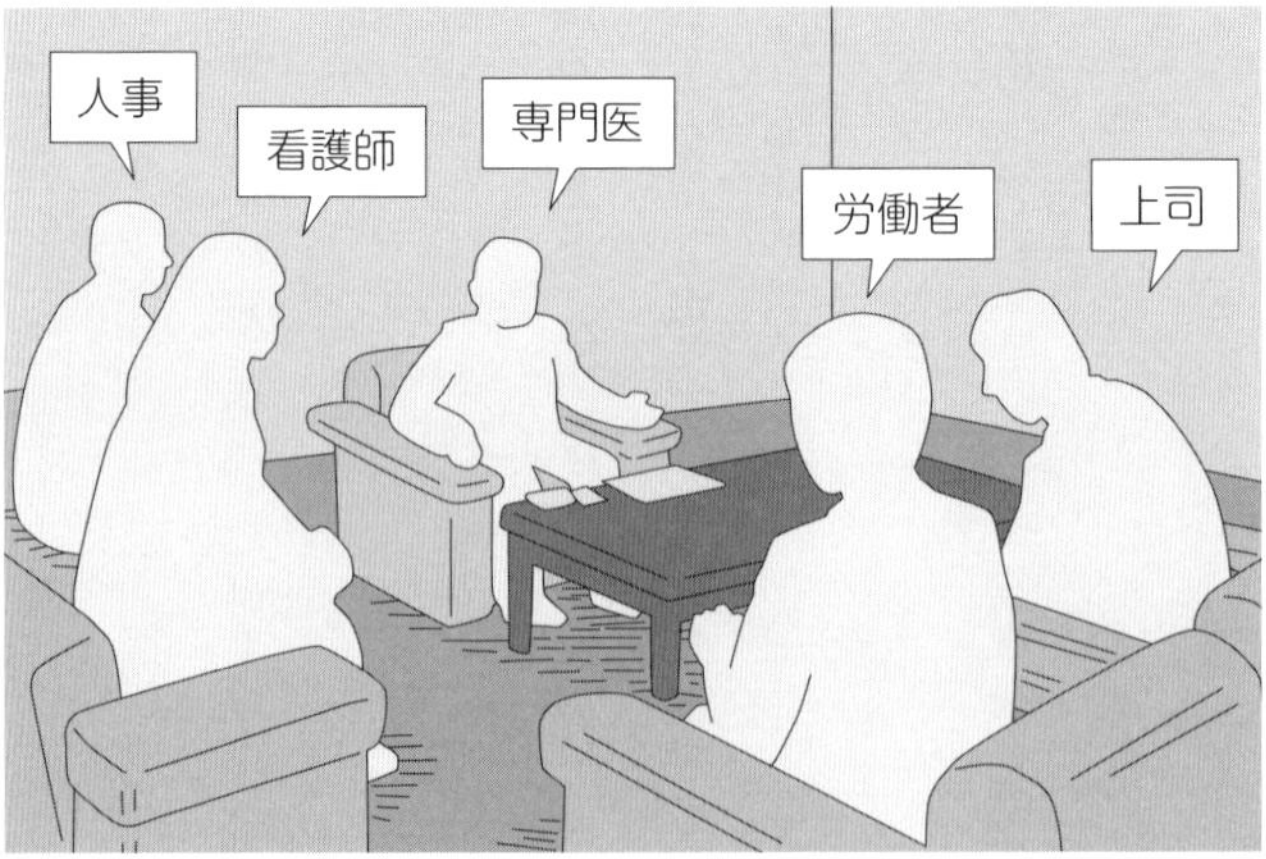

有し、連携して復職を支援するため、プライバシーを最大限に尊重する中で、私は当該労働者の上司や人事担当者も含めた合同面談を積極的に行っています。

講演でその話をすると、「人事担当がその場にいたら、労働者は言いたいことも言えなくなるのでは」といった反論や意見が出ることがあります。しかし、私たち医師が間に入って労働者の声を正確に事業者側に伝えたとしても、会社側の都合やルールもあるので、その通りに改善されるかといえば、必ずしもそうではありません。ならば会社の都合やルールを熟知した人事や労務のスタッフがその場で一緒に話を聞くほうが話が早いし、間違いも起きにくいのではないかと考えたのです。

もちろん、「この上司が嫌なんです」という人の面接に、その上司を同席させることはありません。でも、そうでなければ、上司がいたほうが双方の話を聞くことができるので、面接をする産業医としても、労働者としても、また人事担当者や看護師にとっても好都合でしょう。個人的な相談に関しては、メールを活用することで補っています。

ストレスチェック制度では、人事権を持つ立場の人間が関わることが禁じられていますが、労使関係が健全で、精神障害に対する偏見がなければ、人事権を持つ人の力を借りて職場環境改善をスピードアップすることも、将来に向けての検討課題としていいのではないかと私は考えています。

面接指導の申し出の勧奨

Q 面接指導の実施率が低い場合、これを理由として労働基準監督署から指導されることはあるのでしょうか。

厚労省の回答

労働基準監督署への報告は、ストレスチェック制度の実施状況を把握するためのものであり、また、面接指導は労働者からの申し出に基づいて実施するものであるため、面接指導の実施率が低いことについて指導することは考えていません。

Dr.山本のアドバイス

高ストレスにより「要面接」と判断された労働者には、ストレスチェックの実施者等から「面接指導の勧奨」が伝えられます。この勧奨があった事実、あるいは高ストレス者と判定された事実も含めて、労働者本人の同意がなければ事業者に伝わることがないようにする必要があります。その上で、労働者本人が「面接指導を受けたい」と申し出たときに、初めて面接指導が行われます。つまり、最終的な面接指導の実施の判断は労働者本人に委ねられることになるのです。

とはいえ、「要面接」と判断されている以上、本人が面接に対して消極的な場合は、実施者には繰り返し面接指導を受けるよう労働者に呼びかける努力が求められます。私の推測ですが、従業員千人にストレスチェックの実施を指示しても、受検者は少ないところでは二百人程度、事前の啓発活動が十分に行われた事業所でも、受検を強制しないのであれば八百人程度と想像します。八百人の一割の八十人を「高ストレス者」と選定し、医師面接を勧奨して、実際に面接を受けるのは十人もいないと思われます。

労働者本人が面接に消極的な態度をとる理由として、自分が高ストレス者であることを認めたくない、あるいは面接を受けることで自分が高ストレス者と判定されたことを周囲に気づかれたくない、という意識が働くのだろうと思われます。しかし、高ストレスは病気ではありません。「病気を引き起こす危険性のある状態」にすぎないのです。こうした状況を打開し、面接実施率を高めるためには、「高ストレスは病気ではない」という認識を、全社的に浸透させることが重要になってきます。

また、重ねて勧奨しても面接に移行しない人には、前出の「メンタルろうさい」の利用を呼びかけるなど、〝逃げ道〟を作ってあげることも大切です。「高ストレスだから」「せっかく勧めているのに面接を受けない」と労働者を追い込むことは、逆にストレスを増悪させることになりかねません。まして、高ストレス者を面接指導に追い込む理由が、

「実施率を高めるため」などという「事業所側の都合」であれば、当人のストレスは一層高まるはずです。

逆に、ストレスチェック制度の面接は受けなくても、「メンタルろうさい」や「こころの耳」のセルフチェックを利用してもらい、自分で心療内科や精神科を探して受診してもらってもいいのです。もちろん、ストレスチェック制度の面接指導を受ければ、場合によっては職場環境の改善に直接的に結びつく可能性は高いとはいえますが、そのどちらを選ぶかを決めるのは労働者自身です。**この制度の目的は、面接実施率を高めることではなく、労働者をストレスから救い出すことであり、目的を達成するためのプロセスにこだわる必要はありません。**この点は実施者も、衛生委員会も、十分に理解しておく必要があるでしょう。

面接指導対象者の要件

Q 高ストレス者の選定に関して、プログラムの自動判定結果で高ストレスと出た場合は、医師の判断を経ずに面接指導の対象者としてもよいのでしょうか。実施者の判断があったかどうかを残しておく必要はありますか。

厚労省の回答

高ストレス者の判定は自動的に行っても構いませんが、面接指導が必要かどうかはあらためて実施者の判断が求められます。その際には、例えば対象者名簿に押印するなど、実施者が判断したことがわかる記録を残しておくことが望ましいです。

Dr.山本のアドバイス

「こころの耳」のセルフチェックを利用すると、自動的に高ストレスかどうかの判定が出ます。これと同様に、ストレスチェック制度における質問票の回答からも、その点数によって高ストレス者であるか否かの判定は自動的に行われます。この結果のみをもって「要面接」と決めていいのかという質問です。

厚労省の回答は、高ストレス者であるか否かの判定は、回答の数値によって自動的に決めて構わないが、面接指導が必要か否かについては、実施者があらためて個別に判断しなければならないということです。言い換えれば、ストレスチェックによって自動的に「高ストレス者」と判定された人でも、実施者の判断で「面接の必要はない」と判断されるケースもあり得るということになります。

なぜ、自動的な判定だけで面接に進むべきではないのでしょう。それは、ストレスという「心の中の現象」は、ペーパー上の点数だけではどうしてもわからない部分があるからです。ペーパーのデータを読んだ上で実際にその回答者と会ってみると、「これはおかしい」「この回答は正しくないのではないだろうか」と首をかしげるケースは実際にあるものです。それは心療内科医でなくても、日々多くの患者と接している臨床医であれば、誰もが多かれ少なかれ経験のあることではないでしょうか。

極論してしまえば、ペーパーにはでたらめの回答を記入することも可能です。しかし、ウソや不自然な受け答えは、面と向かって会話をすれば、臨床医ならある程度見抜けるものです。そこに「医師ならでは」の経験と技術が生かされるのです。

自動化できる部分は自動化すべきですが、**心の中のことを機械任せ、数字任せにするのは危険**です。「人間の目」でなければ見抜けないことがあるということを、ぜひ知っておいていただきたいと思います。

Q

ストレスチェックでは面接指導対象者に選定されなかった労働者が面接指導を申し出た場合、どうすればいいのでしょうか。

厚労省の回答

面接指導を実施する対象者としての要件に該当しなかった労働者から申し出があった場合は、法令上、事業者に面接指導を行う義務はありません。その場合に面接指導を実施するか否かについては、事業場ごとに取り扱いを定めて対応していただきたいと思います。

Dr.山本のアドバイス

質問票の回答で「高ストレス者ではない」と判定されているのに面接を要求してくるということは、何か特別な目的や背景がある可能性もあります。まずは、**通常の産業医活動として面接を行うようにしてください**。

産業医に求められるのは、「キュア」ではなく「ケア」です。つまり、治そうとするのではなく、相談に乗ってあげることが重要なのです。面接を求める労働者の話を聞き、何らかの対策を講じるべきと思うのであれば、職場内に相談窓口を設けるよう提案するとか、外部の相談機関に紹介できるようなネットワークを構築するよう働きかけるとか、産業医として事業者にアドバイスをするといいでしょう。

面接指導の実施

Q 面接指導対象者は、実施者の判断で高ストレス者の中から絞り込むことになるのでしょうか。

厚労省の回答

面接指導の対象者は、事業場で定めた選定基準に基づいて選定した高ストレス者について、実施者が判断することになるので、例えば、補足的に面談を行った場合などは、その面談結果を参考にして実施者が絞り込む可能性もあり得ますし、高ストレス者全員を、その評価結果を実施者が確認した上で面接指導対象者とする場合もあり得ます。

Dr.山本のアドバイス

厚労省の回答は大雑把に言えば「絞り込んでもいいし、絞り込まずに全員に面接指導を行ってもいい」というものですが、回答の中の「補足的な面談」という言葉に引っかかる人がいると思います。これは、医師による面接指導の前に、カウンセラーや保健師によって行われる（ことがある）面接を指します。この**補足的面談は非常に有益**で、場合によってはこれをもって医師による面接指導が省けるほど充実した情報収集ができることもあります。

ただし、補足的面談だけでは、ストレスチェック制度においては面接指導を行ったことにはなりません。

Q 法第六六条の八に基づく長時間労働による面接指導と法六六条の一〇に基づくス

トレスチェック結果による面接指導と、両方の要件に該当して申し出があった場合、面接指導は同時に実施していいのでしょうか。

厚労省の回答

過重労働の面接指導と実施時期が重なるのであれば、双方を兼ねて実施しても問題はありません。過重労働の中で確認すべき事項と高ストレスの中で確認すべき事項と両方を確認すれば、面接指導は一回で差し支えありません。ただし、結果の記録や意見書には、両方の確認事項が記載されていることが必要です。

なお、法六六条の一〇に基づく面接指導の実施状況については、労働基準監督署への報告の必要がありますので、ご留意ください。

Dr.山本のアドバイス

「長時間労働による面接指導」とは、一カ月当たりの残業時間が百時間を超えて、疲労を自覚していて、本人の申し出があった場合に行われる面接です。企業によっては残業時間が百時間を超えた場合は本人の申し出がなくても自動的に面接を行う、というルールを設定しているところもあります。

この「百時間」という残業時間については、病院の勤務医などのように、長時間残業が常態化している職場の人から見れば短く感じられるかもしれませんが、本来は「ゼロ」が基準であり、国は時間外労働が四十五時間を超えると健康障害のリスクが高まるとしています。つまり、残業時間が百時間となると、これはきわめて長時間労働で、健康リスクが高いと見なされるのです。当然、「高ストレス者」と選定されることが多くなるでしょう。**同時に実施したほうがよい**と私は考えます。

医師の意見聴取

Q 面接指導の結果に基づき、医師が事業者に就業上の措置について意見を言うことになりますが、本人が事業者に伝えることを拒む場合はどうすればいいのでしょうか。

厚労省の回答

面接指導を踏まえた就業上の措置に関する医師の意見については、必要な情報に限定すれば、本人の同意がなくても事業者に伝えることができる仕組みですが、円滑に行うためには、面接指導にあたり事前に本人にその旨を説明し、了解を得た上で実施することが望ましいです。

事前の了解が得られない場合は、法に基づく面接指導は事業者に結果が伝わる仕組みである旨を説明し、本人の了解を得た上で、法に基づく面接指導としてではなく、事業者に伝えないことを前提に、通常の産業保健活動における相談対応として実施することも考えられます。

Dr.山本のアドバイス

医師からの意見聴取においては、何はなくとも「本人の意思」が尊重されるということが大前提となります。言い換えれば、労働者としては直接事業者に直訴してもいいところを、ストレスチェック制度を利用して職場環境の改善を訴えることも可能だということになります。しかも、そこに「人事上の不利益を被ることはない」という約束が付いてくるということです。

面接指導を担当した医師が事業者に就業上の措置に関する意見を伝えることに労働者が難色を示す背景には、自分が事業者に対して不満を持っていると見られることを恐れている、という思いがあることは間違いありません。まずはその心配がないこと、そして、事業者に知ってもらうことでメリットもあるということを理解させることが重要です。

それも強引に説得するのではなく、本人が強い意思を持って拒絶する場合は、「お話を伺いました」と、いったん引き下がるべきでしょう。命令調で、労働者を説教することだ

け は避けるべきです。**アサーティブ（Assertive）なコミュニケーションが大切**なのです。

コラム

さわやかなコミュニケーション「アサーション」

医師面接の基本は、アサーティブなコミュニケーションです。アサーションとは、「自分も相手も大切にした自己表現」のことをいいます。これには、単なる自己表現ではなく、相互尊重の精神でコミュニケーションすること、さらには、そうした精神に基づいて生きていく、という広い意味が含まれています。その前提には、人それぞれ考え方や感じ方は異なるという認識があり、そうした違いをお互いに尊重し合うことが大切だという考え方があるのです。

人間には生まれながら与えられている基本的人権がありますが、アサーションの権利（アサーション権）もその一つです。その基本は「誰でも感じたことや考えたことを表現してよい」ということであり、お互いがこの権利を尊重し合うことで、より良い人間関係が形成されていきます。アサーション権にはさらに、「自分が自分の行動を決める権利を持っている」という内容が含まれています。

自己表現のタイプには、アサーティブなタイプのほかに、ノン・アサーティブ（非主張的）なタイプ、アグレッシブ（攻撃的）なタイプがあります。アサーティブになるためには、①相手の良いところをほめる、②〝自分も相手もＯＫ〟という考え方を持つ、③相手の話をじっくり聞く（聴く）――の三つの方法がありますが、この中で最も重要になるのが③の「傾聴」です。医師は自分では気づかぬうちに「命令」調になりがちなところがあるので、日常的に患者との対話の中で傾聴しているかどうかを確認する癖を身につけるといいでしょう。

では、相手に泣かれたらどうすればいいのでしょう。私なら相手が泣き終わるのを黙って待ちます。なぜなら人はつらいとき、泣くという行為によってガス抜きが行われ、心が晴れるからです。泣いている人に向かって「泣かないで」などと言って励ますのは、ガス抜きを阻害する行為だということを覚えておいてください。

健康情報の取り扱い

Q ストレスチェックとは違う場面で労働者に面接を行う中でメンタルヘルス不調を把握し、必要に応じてその労働者を医療機関に紹介することもあると思いますが、その場合、ストレスチェックの結果を医療機関に提供することは可能ですか。

厚労省の回答

ストレスチェック結果は、受検者の同意が得られなければ、第三者となる医療機関には提供できません。

Dr.山本のアドバイス

厚労省の回答を言い換えれば、**受検者の同意さえあればストレスチェックの結果を第三者の医療機関に提供できる**ということになります。実際問題として、この質問が想定しているようなケースで、受検者本人が情報提供を断るケースは少ないと思います。

なお、このケースを想定して他の医療機関に患者紹介する場合の紹介状を書いてみたので、参考にしてください（**図表40**）。基本的には一般的な医療連携で作成する紹介状と変わりはないと思います。

図表40　紹介状の見本

紹介状

（サンプル）

平成28年4月28日

紹介先施設名
　　横浜労災病院 心療内科
　　山本晴義 先生

株式会社青空商会 横浜事業所
嘱託産業医　横沢 葉月
（ストレスチェック制度 実施者）

（フリガナ）　やまだ はるこ　　　　性別　女性
従業員氏名　山田 春子　　　　生年月日　昭和53年3月15日（38歳）

病名　うつ病の疑い

現病歴　先日（3月30日）に実施したストレスチェックで「高ストレス者」と判定され、本日「医師面接」を実施した従業員です。職業性ストレス簡易調査票（57項目）では、ストレスの要因に関する項目（50点）、心身のストレス反応に関する項目（98点）、周囲のサポートに関する項目（25点）で、自覚的には、疲労感、不安感、抑うつ感が強く、活気が乏しい状態であることがわかりました。面接では、「1月の配置換えの後、新しい仕事になじめず、ミスをときどき指摘されるようになり、自分でも集中力の低下を感じ、ゆううつな気分が続くようになった。がんばって出勤はしていたものの、今回のストレスチェックを受け、“高ストレス者”と判定され、自分でもこのままではいけないと医師面接を希望した」と語られました。ストレスチェック制度での「面接指導結果報告書及び就業上の措置に係る意見書」では、「指導区分」として「医療機関紹介」、「就業上の措置」として「要休業」と記載しました。本人も専門医の受診と休養を希望しています。よろしく、ご高診・ご加療のほどお願い申し上げます。

添付資料（ストレスチェック結果通知シート、面接指導結果報告書及び就業上の措置に係る意見書）

外部機関によるストレスチェックの実施

Q 外部機関の要件として心理職が必要ということになっているのでしょうか。

厚労省の回答

外部機関の要件は定めていませんが、外部機関においてストレスチェックや面接指導が適切に実施できる体制および情報管理が適切に行われる体制が整備されているか、などについて事前に確認いただくことが望ましいと考えています。具体的にはストレスチェック制度実施マニュアルに外部委託の場合のチェックリスト例が掲載されているので参考にしてください。

Dr.山本のアドバイス

ここでいう「心理職」とはカウンセラーや臨床心理士などを指しますが、現在まだ国家資格になっていません。近く「公認心理師」という国家資格が誕生する予定ですので、おそらくその資格を持つ人は、ストレスチェックの面接を担当する医師のサポートを行うことになるでしょう。

具体的には「医師による面接」に先立って行われる「面談」などが考えられます。面接を担当する医師の専門がメンタルヘルスではない場合、非常に有益な存在になるはずです。私の考えとしては、事業所には**内部に心理職を雇用する努力をしてほしい**と考えています。社内に一人、メンタルヘルスの専門家がいることで、医師よりも気軽に相談できる体制が整い、職場環境の改善が進むはずです。

安全配慮義務

Q 労働者がストレスチェック結果の提供に同意せず、面接指導の申し出もしないため、企業側が労働者のストレスの状態やメンタルヘルス上の問題を把握できず、適切な就業上の配慮を行えず、その結果、労働者がメンタルヘルス不調を発症した場合の企業の安全配慮義務についてはどのように考えればいいのでしょうか。

厚労省の回答

安全配慮義務については民事上の問題になりますので、司法で判断されるべきものであり、行政から解釈や考え方を示すことはできません。

なお、労働契約法では「使用者は、労働契約に伴い、労働者がその生命、身体等の安全を確保しつつ労働することができるよう、必要な配慮をするものとする」とされており、また、労働者のストレスの状態やメンタルヘルス上の問題の把握は、ストレスチェック以外の機会で把握できる場合も考えられますので、ストレスチェック結果が把握できないからといって、メンタルヘルスに関する企業の安全配慮義務が一切なくなるということはありません。

Dr.山本のアドバイス

ストレスチェック制度に今一つ本腰を入れられないでいる医師（特に精神科や心療内科以外の診療科の医師）の多くは、こうした点に漠然とした不安を持っているのだろうと思います。しかし、決して医師にとって面倒なことでも、恐れることでもないのです。恐れて手を出さないのではなく、医師としてストレスに悩む労働者を一人でも多くすくい上げることに目を向けてほしいのです。

ストレスチェック制度における医師の立ち位置は、むやみに責任を押しつけられるものではないのです。もちろん無責任でいいというわけではありませんが、誠意を持って業務に当たれば、労働者からも企業からも喜ばれ、感謝される仕事だということを理解してください。

一つ例を挙げましょう。心療内科の外来にうつの患者が通院していたとします。そして、診療の帰り道、咄嗟に自ら命を絶ったとしましょう。この場合、遺族は医師を訴えることができるでしょうか。きちんと話を聞いて、必要な薬を処方し、今後の治療計画について説明した上で診療を終えていたのであれば、訴訟の対象になることはありません。つまり、**医師が、医師として、常識的な対応をする限り、医師が責任を問われることはない**、と私は信じています。

法律の条文や役所の説明を読むと、どうしても「〜ねばならない」というイメージで解釈してしまいがちですが、決して医師に責任を押しつけているわけではありません。「こうすればいい」というイメージで理解すれば、ハードルは低くなるはずです。ストレスチェック制度は、職場で行う臨床（診断と治療）ではなく、予防医療です。産業医は労働者に対しストレスへの気づきを促すことで「快適職場作りのステップになる」というポジティブな気持ちを持ってほしいと思います。

【お役立ちリンク集】

● 働く人のメンタルヘルス・ポータルサイト「こころの耳」
http://kokoro.mhlw.go.jp

● 事業者向け「厚生労働省版ストレスチェック実施プログラム」
https://stresscheck.mhlw.go.jp/

● ストレスチェック制度導入ガイド
http://www.mhlw.go.jp/bunya/roudoukijun/anzeneisei12/pdf/160331-1.pdf

● 労働安全衛生法に基づくストレスチェック制度実施マニュアル（2016年4月改訂）
http://www.mhlw.go.jp/bunya/roudoukijun/anzeneisei12/pdf/150507-1.pdf

● 長時間労働者、高ストレス者の面接指導に関する報告書・意見書作成マニュアル
http://www.mhlw.go.jp/bunya/roudoukijun/anzeneisei12/manual.html

● 職場環境改善のためのヒント集（メンタルヘルスアクションチェックリスト）
http://kokoro.mhlw.go.jp/manual/files/manual-file_01.pdf

【参考文献】

● 吉野 聡『早わかりストレスチェック制度』（ダイヤモンド社）

● 石見忠士『日本で一番やさしい職場のストレスチェック制度の参考書』（労働調査会）

● ストレスチェック実務Q&A編集委員会『嘱託産業医のためのストレスチェック実務Q&A』（産業医学振興財団）

● 山本晴義
［著書］
『心の回復 6つの習慣』（集英社）
『ストレス一日決算主義』（NHK出版）
『ドクター山本のメール相談事例集』（共著、労働調査会）
『初任者・職場管理者のためのメンタルヘルス対策の本』（共著、労務行政）
『メンタルサポート教室』『心とからだの健康教室』（共著、新興医学出版社）
『図解 やさしくわかるうつ病からの職場復帰』（監修、ナツメ社）
［DVD・ビデオ教材監修］
「元気な職場をつくるメンタルヘルス」（全12巻、アスパクリエイト）
「心療の達人Dr.山本晴義の実戦！心療内科」（全2巻、ケアネット）
「働く人のメンタルヘルス」（全2巻、PHP研究所）

おわりに

いよいよストレスチェック制度がスタートしました。本編でも触れた通り、この制度は「世界初」の取り組みです。つまり、日本はどの国の真似をするわけでもなく、世界に先駆けてこの制度を始めたのです。

それだけに、最初は戸惑いもあるでしょう。しかし、非常に素晴らしい内容の制度であることも事実です。世界の先駆者として、ぜひ上手に運用し、これを行うすべての事業場において着実に成果を挙げてほしいと願っています。

私の外来に限らず、心療内科を受診する労働者は「患者」になってから受診します。がんや心臓病などの生活習慣病は、以前から予防医療の大切さが言われてきましたが、メンタルヘルスも同様だということを強く感じます。その中でこのストレスチェック制度がメンタルの不調を未然に予防する上で大きな役割を担うであろうと確信しています。

この本をお読みくださった産業医、あるいは産業保健スタッフの皆さんには、「病気を見つける」ということはもちろんですが、さらに一歩踏み込んで「病気をつくらない」という意識に立って、ストレスチェック制度に取り組んでいただきたいと思います。

ストレスチェック制度に取り組むことは、チェックを受ける労働者はもちろんですが、チェックをする実施者の側のメンタルヘルス向上にもつながるはずです。「やらされる」という後ろ向きな姿勢ではなく「関わってよかった」という前向きな姿勢で、この制度の普及に取り組んでほしいと強く願っています。

私は医師になって四十四年、横浜労災病院に籍を置いて二十五年になります。特に横浜労災病院では、長きにわたって勤労者医療に携わることができました。元労働省事務次官でメンタルヘルスの重要性を説き、この病院に心療内科を開設してくださった故藤縄正勝氏（元労働福祉事業団理事長）、異論もある中「メール相談・電話相談」をスタートさせ、「こころの耳」を推進してくださった若林之矩氏（同）のお二人の慧眼がなければ、この制度も、「メンタルろうさい」も、もっと言えば今の私もなかったはずです。ここに心からの感謝の気持ちを記します。

二〇一六年五月三十日

山本晴義

山本晴義
Haruyoshi Yamamoto

独立行政法人労働者健康安全機構 横浜労災病院 勤労者メンタルヘルスセンター長
独立行政法人労働者健康安全機構 神奈川産業保健総合支援センター相談員
厚生労働省メンタルヘルス・ポータルサイト「こころの耳」委員
埼玉学園大学大学院客員教授（心身医学特論）
専門は心身医学・産業医学・健康教育学

［略歴］
1972年　東北大学医学部卒業
　　　　岩手県立病院で内科医、精神科医として勤務
1976年　東北大学医学部附属病院心療内科助手
1981年　社団医療法人呉羽総合病院心療内科部長
1983年　医療法人財団梅田病院院長
1991年　労働福祉事業団横浜労災病院心療内科部長
1998年　横浜労災病院勤労者メンタルヘルスセンター長

労働省労働基準局「心理的負荷に関する専門検討会」委員
神奈川労働局「地方労災医員協議会」精神障害等専門部会長
労働福祉事業団海外勤務健康管理センター メンタルヘルス担当医
国際研修協力機構「安全衛生対策検討会」委員
高齢・障害者雇用支援機構「中途障害者の継続雇用に関する実態調査研究会」委員
雇用問題研究会「障害者職員拡大等（専門）研究調査」委員
中央労働災害防止協会「職場におけるメンタルヘルス対策支援委員会」委員
中央職業能力開発協会「キャリア・コンサルティング研究会」委員
などを歴任

［主な資格］
医学博士（東北大学「絶食療法の脳波学的研究」）
日本医師会認定産業医
日本心療内科学会認定専門医・指導医
日本職業災害医学会認定労災補償指導医
日本内科学会認定内科医
日本産業カウンセラー協会認定シニア産業カウンセラー
日本交流分析学会認定研修スーパーバイザー
日本自律訓練学会認定専門指導医

Dr. 山本流

ストレスチェック完全攻略!

定価(本体3,200円+税)
2016年6月30日 第1版
2016年8月13日 第1版2刷

著　者　山本晴義
発行者　梅澤俊彦
発行所　日本医事新報社
www.jmedj.co.jp
〒101-8718　東京都千代田区神田駿河台2-9
電話　03-3292-1555(編集・販売)
振替口座　00100-3-25171
協　力　長田昭二
デザイン　大矢高子
印刷所　ラン印刷社

ISBN978-4-7849-3036-4 C3047 3200E